高齢化！こうしてあなたは“殺される”。

老人病棟

船瀬俊介

興陽館

目次

プロローグ
あなたは、薬漬け、チューブまみれで死にたいか？——7

第一部　愛するひとは、殺された……
——もう、悲しみを、くり返さない——15

第1章　微熱で入院が一八時間で苦悶死——17
第2章　過剰点滴で殺された八二才の母——37
第3章　ちょっと検査が四日目に危篤——53
第4章　妻は二七種の「劇薬」投与で急死——75
第5章　脳ドックに引きずりこまれ、夫は死んだ——95

第二部　現代医療の神は〝死神〟だ
目的は、莫大利益、結果は、死体の山脈……　111

第6章　老人を、殺していくらの「香典医療」
〝延命〟ではなく、病院最後の「荒稼ぎ」　113

第7章　「高速点滴」、老人殺しの必殺ワザ
ここぞとばかり大量点滴、遺体はまさに〝溺死体〟　133

第8章　医療の目的は、〝殺す〟こと
病院の正体は有料〝人間屠殺場〟である　151

第9章　クスリをやめれば「病気」は治る
薬が病気を慢性化させ、悪化させている　171

第10章　「検査」を受け、カンオケで帰る……
「検診」の正体は、病人狩りの仕掛け罠だ　195

第11章 「降圧剤」は老人の薬漬けの第一歩
「高血圧」は、菜食、少食だけですぐ治る 219
第12章 食わなきゃ、誰でも治る「糖尿病」
インスリン注射地獄で財布も体もボロボロ 241
第13章 「心臓病」も菜食シフトで劇的改善
ベジタリアンは心臓病死が八分の一以下に 263
第14章 「ガン」ほど治りやすい病気はない？
病院に行くな！　行った人より四倍生きるぞ 277
エピローグ
少食×菜食×筋トレで、さあ、100歳超えだ！ 305

プロローグ
あなたは、薬漬け、チューブまみれで死にたいか？

▼一〇人中九人……自宅で死にたい

「人生の最期《さいご》は、自宅で旅立ちたい……」

あなたも、そう思うだろう。日本人の一〇人のうち九人は、そう願っている。

愛する家族、子どもたちや可愛い孫たちに囲まれて、その温かい、柔らかい手を握りながら、静かに眠るように、新しい次元へと向かいたいものだ。

「畳の上で死にたい」

昔の人は、よくぞ言ったもの。これぞ、まさしく大往生である。

しかし、その願いとは裏腹に、現実の日本では、一〇人に九人は、病院のベッドで最期を迎えているのだ。本人が望もうと望むまいと、選択の余地はない。

想像してみてほしい。

冷たい金属製の手摺《てすり》のベッド。天井には蛍光灯が、煌々《こうこう》と灯《とも》っている。壁は無機質に真っ白。まわりを見回すと、何人もの看護師たちが気忙《きぜわ》しそうに出入りしている。

そして、全員、マスク姿。のぞき込む顔は、誰が誰やら、わからない。

その看護師たちの肩越しに、心配そうな息子のまなざし。

よう、来たか……と声をかけようとしたが、声が出ない。

▼病院で〝スパゲッティ〟療法

気がついたら喉《のど》の奥まで、何か管が突っ込まれている。これが、人工呼吸器か……！

鼻にも何やらチューブ。喉の奥から食道まで押し込まれているようだ。

さらに、気管には痰を吸い出すチューブ。右手には点滴針が刺されている。

さらに、首の動脈にも点滴針が、絆創膏《ばんそうこう》で貼り付けられている。

ダブルで点滴か……いつの間に……。さらに、尿道にまで細い管が突っ込まれているようだ。これが尿道管か？　小便くらい自分でさせろ！と心の中で叫ぶ。まだ、寝たきりにされる覚えはないぞ。

起き上がろうとしたら、な、なんだ。体がベッドにベルトで縛り付けられている。これでは、まるで拷問だ。

まさか、俺が〝スパゲッティ〟療法にあうとは……。

フザケルナ！と怒りが込み上げたら、いきなり苦しくなってきた。

▼苦しい、痛い……やめてくれ

看護師が叫ぶ。

「先生、バイタルサインが！」

医師が矢継ぎ早に指示する。

「昇圧剤、強心剤、急げ！　アドレナリン静注……」

腕に太い注射を打たれる。痛い。たちまち息苦しくなる。く、苦しい。それは、やめてくれ……。いったい、どれだけ薬を打てば気が済む。ナルホド、これが香典医療か。おまえら、最後の荒稼ぎじゃないか！　起き上がろうとする。「押さえて！」と看護師長が叫ぶ。呼吸が苦しい。変な薬はやめろ！　叫ぼうにも声が出ない。

痛い、苦しい、助けて……こんなに苦しいのは、初めてだ……。

息子に、孫たちに会いたい。しかし、さっきまでいた息子たちは、病室の外に追い出されたようだ。注射のせいか、冗談ではなく、呼吸が苦しくなってきた。

さらに、医師が何か薬の名前を叫んでいる。体中に恐ろしい〝毒〟が急激に入ってくるのを感じる。やめてくれ……、やめて……く、苦しい、息ができない。目の前が暗くなる、意識が遠のく。

息子よ、娘よ、会いたかったのに……悔しいよ。暗い、暗い……真っ暗だ。

▼大量点滴で〝溺死体〟に

気付いたら、あなたは病室の天井近くの高さから見下ろしている。

なんと、ベッドにはチューブとコードまみれの自分が横たわっている。

「ご臨終です」。

右側の主治医が、厳《おごそ》かに言う。その後ろに、ドアから入ってきた息子、娘らが立ち尽くす。しかし、あれが俺かい。顔がむくんで面相が変わっちまってる。

ナルホド……最後の荒稼ぎと高速点滴で、輸液と薬を大量注入しやがったナ……。

年寄りの最期は、大量点滴と薬で稼ぐと聞いたことがあるが、まさに、その通りじゃねえか。しかしまぁ、水膨れの酷《ひど》い面だねえ。医者は、それを〝溺死体〟と呼ぶそうだが、早く言えば〝土左衛門《どざえもん》〟かい。

ちょっと待て、あそこで死んでいる俺が俺なら、ここで見ている俺はいったい誰なんでぃ？

つまり、あなたは幽体離脱している。

そうして点滴漬け、薬漬けで息を引き取った自分を、見下ろしているわけだ。

▼明日は我が身とならぬため

――あなたは、こんな最期は迎えたくないはず。しかし、その意に反して、日本人一〇人中九人が、病院のベッドの上で、チューブまみれ、薬漬けで、苦悶まみれ、苦痛まみれで、体を痙攣《けいれん》させながら、息を引き取ることになる。

高齢者が死を迎える「老人病棟」ベッドは、かくも悲惨である。

その衝撃事実を知っていただきたい。他人事ではない。

それは、明日は我が身となる。

人間、生きている限り、誰でも、〝そのとき〟は来る。

平和な、安らぎとともに、愛する人々に看取《みと》られつつ旅立つ……。

それが、あなたの願いのはずだ。
しかし、現実は、それとは真逆だ。
無残で、悲惨で、苦悶に満ちている。
それが、現代医療の悪魔的現実なのだ。
あなたは、そんな病院のベッドで最期を迎えたくないはずだ。
なら、まずは、目の前の現実を、目を背《そむ》けずに直視してほしい。

本書は一部仮名にしています。

第一部

愛するひとは、殺された……

——もう、悲しみを、くり返さない

第1章

微熱で入院が一八時間で苦悶死

「抗菌剤による多臓器不全で急死」（病院理事長が証言）

▼観察入院が半日で急死

「……抗菌剤で多臓器不全を起こし、亡くなったんですネ」

この病院理事長の一言が、悲惨な事件の本質を物語る。責任者が、薬害死と認めているのだ（証言テープあり）。その他、診断から投薬、点滴まで、老人虐殺医療のあらゆる事例が、この事件に満載されている。

あなたは、信じられるか。

病院に観察入院した老人が、一八時間後にはベッドで悶絶死していた。

わずか一日にも満たない……。そんな短時間で、いったい何があったのか？

K病院事件――。

それは、老人〝薬殺病棟〟の典型事例だ。犠牲者は、山中トミ子さん（仮名）。享年八四歳。

トミ子さんは、特段、体の具合が悪かったわけではない。

では、なぜ同病院に入院させられたのか？　入居していた特養老人ホームから、提携病院の同病院に送られてきたのだ。

カルテ（診療記録）には、ただ「脱水症の疑い」としか、書かれていない（この病名も、のちに完全否定された）。他の病名は、一切記載なし。

▼ただの微熱で強制入院

さらに、入院時の状態も「体温三七・二度」「呼吸苦なし」「吐気なし」「意識明瞭」とカルテに記載されている。体重は四三キロ。微熱以外は、まったく通常の健康体であったことがわかる。この程度の微熱で入院など、聞いたことがない。

つまり、トミ子さんは、三七・二度という微熱だけで、強制入院の措置が取られた。健康そのものだったトミ子さんは、この時点で悪魔の仕掛け罠に捕らえられたのだ。

「入院目的」は「二～三日の経過観察入院」とある。カルテ記載時刻は一七時〇一分。病院到着は一六時半ごろ。そのときトミ子さんは運命の病院に連れてこられた。

一七時六分：①胸部X線検査、続いて同一五分、②心電図が取られた。③血液検査。その内訳は「梅毒」「B型・C型肝炎」「腫瘍マーカー」など。

「検査」前に「投薬リスト」は用意されていた!?

▼後先がまるで逆だ！

トミ子さんを病院送りにしたのは、特養老人ホームB。

K病院は、トミ子さんのカルテ「入院までの経過」欄に、「数日前から」冷感、脱力感、呼吸苦」と記入している。しかしBの記録には、そういう記述はない。

入院前日、提携病院の回診では、〝stationary〟（異常なし？）とある。遺族は「特養が提携病院に不要な入院をさせた」と疑っている。

さて――。

不可思議な事実が発覚した。

遺族は、トミ子さん変死後、「証拠保全」手続きを行った。証拠資料を入手して、それは露見した。

「入院注射処方箋」だ。時刻一七時〇一分と刻印。そこには、一七種類にわたる投薬名（左側）と、一週間分の投薬処方箋が作成されていた（右側）。つまり、この時刻に作成されたのだ。

他方、トミ子さんの諸々の検査は、一七時〇六分から開始。つまり、「X線」「心電図」「血液検査」の結果の前に、すでに「入院決定」と「入院注射処方箋」が存在していた！

それがカルテ保全手続きで露見したのだ。

なぜ、検査をするのか？　様々な疾患の有無を確認し、その結果から「入院の必要性」「投与医薬品の選定」「投薬スケジュール」を決定する。これが順序である。

しかし、トミ子さんの場合は、これが逆になっている。

検査の前に「入院決定」がなされ、なんと一七本（二五種類）もの「投薬リスト」が、すでに用意されていた。まるで、後先があべこべだ。「検査」の前に、「投薬リスト」が存在していた。なら……これは、ギャグでしかない。

▼「肺炎」診断もでたらめ

「投薬リスト」作成後に行われた「診断」も、デタラメ。

病院側は「肺炎と診断した」と主張する。しかし、それも、でっちあげ。嘘八百であった。同時に病院側は、「酸素飽和濃度」（SpO_2）の測定結果をカルテに記載している。

トミ子さんの値は九九％。「これは、極めて健康人の数値。肺炎ではない」とカルテをチェックした内海聡医師（内科医）は断言する。

肺炎になると呼吸機能が低下するので、これが八〇％、七〇％……と低下する。病院側は、自らねつ造した〝病名〟を、みずからの測定データで否定している。

さらに、投薬の種類も量もメチャクチャ。たとえば重ソーは一八時間で二〇グラム超。薬剤師の国家試験でも、一日最大規定量は三～五グラムなのだ。

一八時間で注射剤六五本も使用。肝機能障害と診断している八四歳の老女に、一六分に一本ペースで打ちまくっている。トータルで点滴注入された注射剤は二五種類と目がくらむ。

「……行われた処置の異常な不審点、付けられている病名がまったく無関係で検査とも一致しない」「（肺炎でないのに）抗菌剤シプロキサンを（規定の）四・五倍も投与。それほどの重症感染症なら、経過観察入院が二～三日の診断のはずがない」「夜にして、静脈注射剤が二五種類で六五剤も使われています。そのうち一七本は『劇薬』指定です。これらは常識的にありえない投薬量です」（医療批評家、徳永秀晃氏『告発書』より要約）

併用「禁忌」等、四一四例組み合わせリスト

▼薬殺「裏リスト」が存在？

カルテ（診療記録）記載の鉄則は、記入時刻の徹底だ。あとで加筆したり、修正し

たりすることは、許されない。それは、カルテねつ造と判定される。

検査もしないで、一七項目もの医薬品リストを作成することは、絶対不可能だ。

ただ一つ考えられるのは……すでに作成されている「裏リスト」の存在だ。

いくつかのパターンで、老人向けの「投薬リスト」が存在し、準備されている。

こう推理すれば、トミ子さんの様々な「検査」の前に、すでに「投薬リスト」が作成されていた事実の説明がつく。看護師は、そのリストを書き写す作業だけで済む。

ただ、病院側が犯した重大ミスは、「入院注射処方箋」の記載時刻を、「検査」前の時刻としたことだ。「検査」の前に「投薬リスト」作成など、ありえない。

この凡ミスは、病院側もまさか入院後、わずか一八時間でトミ子さんが急死し、さらに、遺族から裁判を起こされることなど、想定していなかったことの証だ。

▼四一四例、死の順列組み合わせ

悪意に満ちた老人薬殺「裏リスト」が存在する……。

そう確信するに至ったのは、次の理由からだ。

第一に、トミ子さんの診断前に「投薬リスト」がすでに準備されていた。

第二は、投薬の併用「禁忌」等の薬剤が組み合わされていた。

「投薬リスト」を精査すると、ほぼ全薬品で巧妙に「併用禁忌」「併用注意」薬剤を組み合わせていた！

「併用禁忌」等とは、併用すると相乗作用で重篤副作用を生じる薬剤の組み合わせだ。その順列組み合わせ例が四一四例にも達した。これは、偶然では、絶対にありえない。明らかに故意に作成された「老人薬殺」裏マニュアルが存在していた！

その組み合わせの一例をあげる。

「入院注射処方箋」では、トミ子さんに対して「ソリューゲンF」と「重ソー」配合の点滴投与から開始された。ところが、これらは「医薬品添付文書」で「併用禁忌」指定なのだ。両者が体内で化学反応し、「白濁沈殿」して血管を詰まらせる。なので極めて危険だ。

よって両者の同時投与は禁止されている。

「重ソー」など、一つ一つは安全に見える。しかし「併用禁忌」などで組み合わせると、致命的になる場合もある。実に、巧妙である。

四一四例もの併用「禁忌」「注意」が隠されていることが多い。普通の患者が気づくわけがない。

これは、現代版の「楢山節考」だ

▼厄介老人は屠殺処分!?

これだけの順列組み合わせで裏リストを作成するには、極めて高度な医学知識が必要ではないだろうか?

これは、K病院のような一病院のスタッフが考えつくレベルを、遥かに超えている。よって、私はこう推理する。おそらく全国の病院業界では、このような老人薬殺〝裏マニュアル〟が、密かに出回っている……。では、いったい誰が作成したものか?

あくまで推測だが、製薬会社の研究員ではないか。彼らなら、すべての医薬品情報を掌握している。コンピュータを駆使して「併用禁忌」等の順列組み合わせ〝薬殺リスト〟を作成することは可能だろう。

そこまで考えて、背筋が寒くなった。慄然とした。

これは、現代版「楢山節考《ならやまぶしこう》」ではないか。昔は、手間のかかるようになった老人は、山奥に担いで連れて行き、遺棄した。それが姥捨山《うばすてやま》伝説だ。

こうなるとK病院の一病院の医療過誤事件では済まない。

まさに、医療殺戮の陰謀が存在している。それは構造的な医療犯罪だ。

わかりやすく言えば――老人の屠殺システム――。

その存在が、奇しくもK病院の老女変死事件で、表に出てきたのだ。

▼通帳を取り上げた特養老人ホーム

さて、山中トミ子さんの例を見てほしい。

入居していた特養老人ホームでも、トミ子さんはしっかり者だった。八四歳だったが、新聞を隅から隅まで読み、年賀状は欠かさず、小説まで書いていたという。そして、はっきり自己主張するタイプだった。

トミ子さんは、特養Bの理事長に、しばしば抗議していた。それは、自分の預金通帳と印鑑を、特養の理事長に奪われていたからという。

長女、吉子さんの証言は、にわかには信じがたい。そんなことが、実際にあるのか。「母がいくら抗議しても、預金通帳と印鑑を理事長が返してくれない。どれだけ引き出されているかもわからない」

耳を疑う。これは、まさに業務上横領ではないか。

知り合いの弁護士に聞くと、「立派に業務上横領です」と太鼓判を押した。

理事長は、即、刑事犯で警察に逮捕されてしかるべきだ。

「……ところが、母が警察や県に相談しても、まったく何もしてくれない。それで、母は特養理事長に目の敵にされたのです。なんと、認知症という病名まで、でっちあげられた。そして、向精神薬を飲むことを強要された。拒否すると、母のお粥に、密かに混ぜて飲ませた。その副作用で不眠症になった。これ幸いと、母をやっかい払いで〝処分〟するため、提携先のK病院に送り込んだのです」（吉子さん）

これでは死ぬ！　殺人に匹敵する大量点滴

▼六〜八倍も大量注入

「投薬内容は、二の次、三の次ですね」

トミ子さんのカルテを精査した内海聡医師はつぶやいた。

彼の目は、彼女に実施された点滴記録に釘付けになった。そして、叫んだ。

「これだけ点滴したら死にますよ！　いわば故意の殺人です」

彼は、山中トミ子さん事件に関する「意見書」でこう鑑定している。

「六時間で二四一〇㎖の点滴がされている」「これは常軌を逸しており、老人に対する点滴としては、殺人に匹敵する行為です」

彼は、呆れ果てて、首を振りつつこう言った。

「これだけ大量の点滴を短期間に入れれば『確実に死ぬ』ことは医学研修生でもわかります。医者なら、誰でも知っている。知らなきゃ馬鹿です」

「死ぬ」とわかっている行為を「故意」になす。

それを「殺人」という（刑法一九九条）。だから、トミ子さんは、K病院に、意図的に〝殺された〟。

私は『病院で殺される』（三五館）でも、こう断じた。

「彼女の変死事件は、医療ミスなどではなく、明らかな殺人事件であった」

それを、内科医、内海医師も裏付ける。「意見書」でもこう断言しているのだ。

「本来、老人の場合は、一二〇〇〜一五〇〇㎖程度を、一日量として、様子を見ながら投与するのが常識的。六時間なら、その四分の一の三〇〇〜四〇〇㎖弱が『適正量』となる。それに対して、トミ子さんは約二四〇〇㎖と、六〜八倍も大量注入されている」（要約）

▼「心不全」「呼吸困難」で死ぬ

私は、内海医師への取材で、大量点滴が〝殺人〟に使えることを、初めて知った。

とりわけ、老人処分には、うってつけだ。

病院資料

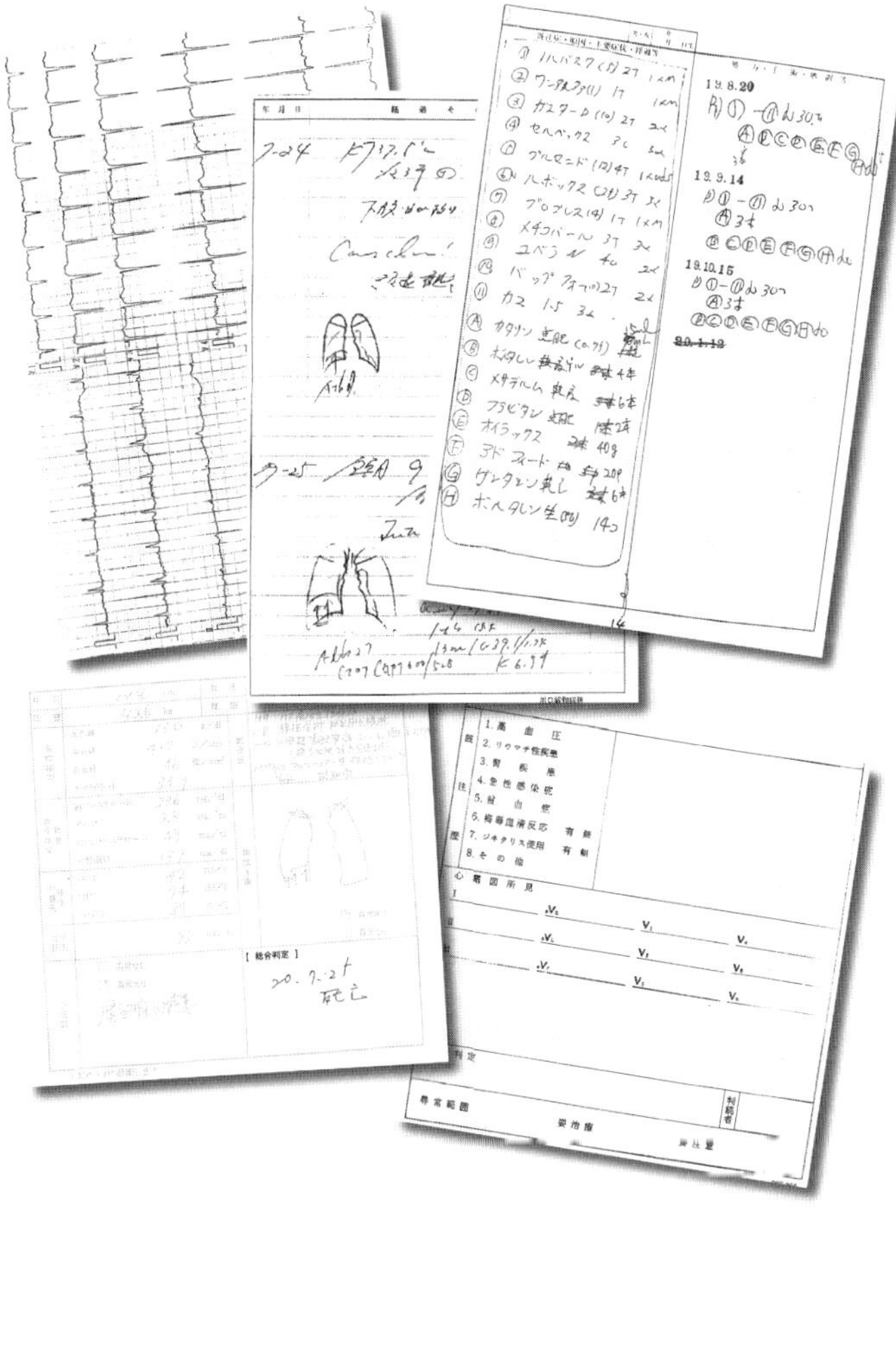

なにしろ、水分を大量に注入するだけ。他の薬剤に比べて証拠も残らない。弱った老人なら、実に簡単に〝処分〟できる。

「意見書」は、さらに大量点滴の危険性を指摘する。

「山中トミ子さんは、潜在的に心機能、腎機能が落ちていることが疑われるので、さらに注意して点滴をする必要があります」

すると「適正量」は三〇〇㎖以下と、さらに少なくなる。

つまり、通常の「安全量」の一〇倍近い、想像を絶する大量点滴が、八四歳の体に急速注入されたのだ。

「高ナトリウム液（リンゲル液）中心に急速投与されているので、老人の体では対処しきれません」「医原性『うっ血性心不全』になり、呼吸状態は悪化します。循環血しょうが一気に増えるので、体が対処できず、脈が上がり『肺水腫』になり、呼吸状態は悪化します」（「意見書」）

「これじゃ、死にますよ……」

内海医師は、溜め息とともに、肩を落とした。

危篤にして最後の〝荒稼ぎ〟チャンス

▼殺して薬代二二万円払え

「意見書」は、こう結ばれている。

「本ケースは、『医療』とは呼べない『殺人行為』と断じてもよい」「患者が死亡するであろうことは、卒業したての研修生でも容易に想像することができる」

トミ子さんの長女、吉子さんは嘆き、怒る。

「たった半日の投薬代で二二万円も病院から請求が来たんです。母を殺しておいて、薬代を払えなんて……」

まずは〝裏マニュアル〟で、老人を薬漬け、点滴漬けで、危篤状態にする。

次は、〝救命〟という言い訳で、ここぞとばかりに多種大量の薬を投与する。

危篤患者こそ、病院にとっては、最後の〝荒稼ぎ〟のチャンスなのだ。

ここまで読んで、あなたは他人事と済ませられるか？

忘れてはいけない。日本人の一〇人に九人は病院のベッドで死ぬ運命にある。

つまり、あなたも一〇中八九、病院のベッドの上で生を終えるのだ。

そのとき、あなたは立派な老人だ。入院の理由など、どうでもいい。

ほんのささいな理由で、あなたは病院送りとなる。老人ホームなどで嫌われていたら厄介だ。トミ子さんの悲劇は、まさに他人事ではない。ただ、症状と言えば三七・二度の微熱のみ。実に軽い風邪だ。それだけで、入院一八時間後には、白目をむいて絶命していた。

私は、提携病院に送り込んだ時点で、双方の〝殺意〟すら感じる。その証拠が、〝薬殺裏マニュアル〟の存在だ。

▼次はあなたかもしれない

老人のあなたが、病院に搬送されたら、親切そうな医師や看護師たちが、温和な笑顔でベッドを取り巻くだろう。

「もう大丈夫ですよ」

優しい声が耳に心地良い。その柔和の医師の手元には、〝薬殺裏マニュアル〟があるかもしれない。むろん、すべての病院が〝裏マニュアル〟に従っている、などとは毛頭思わない（思いたくもない）。

しかし、トミ子さんの悲劇は、次はあなたかもしれないのだ。

第2章

過剰点滴で殺された八二才の母

「ここは死に損ないが来る所、他では倍の薬で死んじゃった（笑）」

▼何人患者を殺してきた？

「母も、過剰点滴で、殺されたんです……」

大阪での講演会のあと、近づいてきた男性が、悔しそうに唇を噛み締めた。

それが、馬川俊三さん（当時六二歳）。尼崎市在住。

私立T病院で母親（八一歳）を亡くしたのは、それより約一〇年も前。実母の異常な死に様が、それ以来、彼を苛《さいな》み続けてきた。

彼は、母親が殺された病院・医師を「監禁殺人」だと告発する。

「あの女医は、母が危篤状態のとき、こう発言しました……」

女の担当医の発言には、心が凍った。

「ここは、死に損ないが来る所よ！　ある所で、六〇代の人に倍の薬を投与したら『死んじゃった』。アハハハ……お宅には、やらないから……」

馬川さんは、その録音テープを保存している。

彼は、その担当医の鬼女のような言動に、唖然とする。

「まったく、何人殺してきたのでしょうか？」

彼は、母親を亡くした悲しみと、担当医の心無い対応に、心身ともに傷ついた。

法的に病院側の過失を立証しようと、必死で資料を集めて、奔走してきた。

「自分でコツコツやっていて体を悪くし、残された母のカルテに近づくだけで、パニック障害のように心臓がドクンドクンと打ち、冷や汗が出る……」

▼不満を言うな！　病院が潰れる

「まったく詐欺師のような病院・医師に騙されても、泣き寝入りしかないのでしょうか。高齢者というものは、人権は無視されてよいのでしょうか？　つくづく、そう思うのです」

彼は母親を殺されたことで、極度の医療不信から人間不信に陥《おちい》った。

「……あの病院でアルバイト医師だったＡという医師がいます。彼はＴＢＳテレビで『東北大震災で活躍した医師』と放送され、英雄扱いされています。彼は福知山線の脱線事故でも活躍したと称えられているのです。

その彼は、母の危篤のとき、私たちにこう言い放ちました」

その言葉には、絶句する。

「不満を言うな！　病院が潰れる。

私は一日に何十人と死ぬのを見てきている。

（危篤の母を指して）もう、この人は死ぬ。殺せ。安楽死だ！」

馬川さんは、疑問を投げかける。

「Aという医師は、あの震災や事故では、人を生かそうとしたのでしょうか？

TBSテレビで報じるような英雄……？　奴らは人命をなんと考えているのでしょうか？」

日帰りのはずが、入院一か月半で無残な死へ

▼「入院五日」の約束も嘘

母親をＴ病院に連れて行った目的は「脚の怪我」「脱水症状」「栄養改善」、それと、労災申請に必要な「脳ＣＴ撮影」。どれも日帰りで済むはずだった。

その小さなＴ病院を訪ねるきっかけは、近くの外科医院（Ｔ病院系）へ母を足の怪我の治療のため連れてゆくと、そこの医院の医師Ｋから強引にＴ病院を勧められたから。

「日帰りでいいから」「一度、診せてくれ」と、翌日、矢のような催促の電話がかかってくる。馬川さんも「まあ、脱水症状は治さないといけないし……短期の日帰りなら」と、母親を連れて行った。ところが、医師は手の平を返して、こう言ってのけた。

「脱水で死んでもいいのか」

「親不孝をしてもいいのか」

「ハイッ、入院！」

入院当日に、馬川さんは主治医の女医に「三日ＯＫ」と約束させた。

それ以降「やれ輸血だ」「××だ」と、様々な治療漬け、薬漬けが始まった。入院期間も三日どころか、ズルズル延びていく。

馬川さんは、後に、そのT病院・外科医のやり方は悪徳な営業と詐欺の手口と気づいたがすでに遅かった。

「薬投与について、一切、副作用の説明もなく、今から五年前に『証拠保全』でカルテを押さえて、初めて多くの薬剤投与があったことが、わかった次第です」（馬川さん）

T病院の〝治療漬け〟で、母親は体調が回復するどころか、段々と衰弱していった。

そして……。

「入院後、約一か月半で亡くなりました」

▼死ぬぞ！　死んでもいいのか

彼は、漫然と母親を医師任せにしていたわけではない。

当初、「肺炎」と言われた。そのときも「約束どおり、退院させて専門の呼吸器科へ行かせてください」と主治医に頼み込んだ。

「腎不全」と言われたときも「知っている泌尿器科の医師に診せたい」「人工透析の必要は？」と尋ね、「そのためにも泌尿器科へ」と懇願している。その返事は、いつもピシャリ。「ダメです！」の一言。

女医から「この人は食べないから、胃に穴を開け胃ろうにします」と言われたときも、「他の病院や医師を知っているので、退院、転院させてください」と頼み込んだ。

その返事が恐ろしい。

「死ぬぞ！」「死んでもいいのか！　親不幸をしてもよいのか！」と怒鳴られた。

控え目な馬川さんは、当時をこう振り返る。

「今、考えると『脅し』『詐欺』『無視』だったのです……」

▼輸血の必要もなかった

「入院後、母に対して、貧血との診断に基づき、輸血さらに摂食障害（燕下《えんげ》）障害との診断に基づき、点滴がなされました。

しかし、胃ガンの手術で胃を全摘しているから、もともより貧血で、輸血の必要はなかったのです。（摂食・燕下）障害は、自宅にいるときにはなく、病院でも、よく食べていました。

睡眠薬の投与などで、食事ができない状態にされて、点滴で栄養を取る状態になり、その結果、栄養が足りなくなり、免疫力が落ちたことは、感染につながり、やがて肺炎で死亡することになったのです」「入院後、それまで無かった床ずれができ、左手の浮腫や、脱毛、痩せ、など明らかに母の全身状態はみるみる悪化していきました」（神戸地裁宛、証拠保全時の陳述書より）

「T病院の燕下障害診断というのはでたらめで、女医は診断せず、看護士が診断したというが誰も見ていなかったんです」（馬川さん）

▼黒い粘液をゴボゴボ嘔吐

母親は、前の病院で胃の全摘手術を受けていた。

胃がないので女医の勧める「胃ろう」自体が不可能。すると、女医は点滴を勧めてきた。「この点滴で何年でも生きられます！」と母親に絶食を命じた。

……母親は、みるみる痩せ細っていった。それに点滴に混入する投薬が追い打ちをかける。

「母は腎障害があるので、むくんだり、しゃっくりが止まらない、などおかしい状態になっていきました」（馬川さん）

母親の死後、カルテを調べると、明らかに薬害だった。

点滴の管の針は、内ふとももに刺されていた。赤く腫れ、本人は痛がる。

そして、ついに危篤状態に……。

家族が駆け付け、病室に泊まり込む。

看護師が、母親の肛門から太い浣腸器でカリメート薬を注入。

母親は、すぐ黒い粘液をゴボゴボと嘔吐した。それは、洗面器一〜二杯にもなった。

看護師がぼやく。

「困るわ。また吐いたのね。これをすると、このように吐くのよ。血じゃないのよ。胆汁なの！」

母親の危篤理由を医師に尋ねると、一つは脳梗塞、もう一つは重篤肺炎という。

しかし、脳梗塞は誤診と判明。胆汁嘔吐で看護師に尋ねるとこう答えた。

「そう、そうよ。このカリメート注入で前から吐いていて……これで肺炎になったんだわ」

▼病院に閉じ込め殺された

——以下は、馬川さんが記す、母、光恵さんの最期だ。

「九月九日には、酸素マスクが付けられました。医師からは腎不全状態であると、心臓が弱っていることを告げられました。

九月一〇日には、胸部レントゲンで肺炎を発症していることが判明。このあと、肺炎は悪化していき、なすすべもなく、九月二四日、肺炎で死亡しました」「いつか、死亡するとしても、少なくとも、望んでもいない睡眠薬や点滴を過剰に投与されて、自宅では普通に食べていた食事も食べられない状態にされ、他の病院での治療を希望しても、転院も退院もできない、半ば病院に閉じ込められてしまったような状況での死亡は、母の自己決定権も尊厳も、踏みにじるものであり、人生の最後をこのような状態で迎えさせられたことに対する怒りが今も湧いてきます」（証拠保全時の陳述書）

母の危篤時に、馬川さんは婦長からこうも言われた。

「外の病院から見放されて行き場がないから引き取ってやった。死に損ない。死んでも文句を言うな。はじめからアンタのお母さんに食べさす気など全くなかった。最初から決まっていたんだ。誰が食べさすものか。元から食べられない人だ。入院当初から食べさせないと決まっていた。ここは皆そうする」（当日のメモより、裁判所提出）

こうして、容体はついに回復せず、母親は痩せ細り、衰弱して、息を引き取った。

主治医の女医は死因を「肺炎による多臓器不全」と説明した。

病原菌は、耐性菌（腸球菌）によるもの、という。

泣き寝入りはしない、母はどうして殺されたのか？

▼弁護士を訪ね歩く日々

遺体は床ずれも酷く、無残な状態となっていた。

「母を介護してきたのでわかります。入院当初は、きれいな体でした。それは女医も認めています。本当に無残な遺体として帰ってきたのでした……」（馬川さん）

彼は、そのまま泣き寝入りしたわけではない。

母の死は納得できない。彼は、その解明に動き出した。

関連の本を買って、「証拠保全」というものがあることを知った。つてで弁護士を訪ねた。

一度目は、「協力医を探して来い」と言われる。

二度目は、「友人の医師に尋ねたが、証拠保全は不可能や。そやけど、相手を脅して、金を出させることができるワ」……うんぬん。

その他の弁護士を当たっても、「一年以上も放置する」「断ってくる」「返事一つない」など、無駄骨の連続が続く。

やっと「やってあげよう」と言ってくれる弁護士が現れた。それが寺島弁護士。そうして、やっと証拠保全にこぎつけた。

すでに、母の死から五年がたっていた。

▼亡き母のために悪戦苦闘

「……カルテを見たら、改ざんやら、私がやっていないことや、私が『一度も来ない』とか、勝手な記述だらけ」（馬川さん）
カルテを一つ一つ解読しようにも、チンプンカンプン。「医学から勉強しなくては」と、本屋や図書館に通う。医学書を買ったり、コピーをしたり……の日々。
「……ストレスからか、ヘルペスや、五十肩、不整脈、吐血などがあり、自分の仕事のこともあり年数がたってしまいました」（同）
まさに、病身を抱えての悪戦苦闘の日々。びっしり、便箋何枚にも綴られた馬川さんの便りを読むと、その執念に頭が下がる。
「やっと、視野が開いたのが、最近の医学・医療批判本を読んでからです。とくに、歌舞伎の勘三郎氏の死因を書かれた近藤誠氏の本を読んで『コレだッ！』と思いました」（馬川さん）
そのうち、母親の死から一〇年が迫ってきた。
「相手T病院に『時効中断』として、内容証明を出した。

相手弁護士から「調べたが、なんの落ち度もない」と〝脅迫文〟が届いた。

老人患者を狙い、詐欺と脅しのキャッチ病院

▼患者を集め退院させない

続いて、二〇一四年一〇月二一日付けの便り。

「……先生の著書『血液の闇』（三五館）にも触れ、血液製剤（母の場合、輸血・アルブミン）などの多用・水中毒（腎萎縮なのにドンドン輸液）等を知り、なおいっそう、解明に拍車がかかりました」「カルテ改ざんを崩すには、当時の録音を出さねばならない、と思っています。裁判所の書記官に尋ねると、『丸々出せ！』と言います」

「時効が迫っていたので、提訴だけ早くして、証拠は後手に回っています」

馬川さんが、諦めず、提訴までこぎつけたことに、ホッとした。

自ら病身を抱えながら、よくぞここまでたどり着けたものです。

「そもそも、母の死は『老人の患者集め』が病院側にあり、『入って来た者を出さない』マニュアルが内部にあり、営業として『薬の多量投与とノルマ』がある。そして、『次々に病名を付けていった』と私は考えます」（馬川さん）

まさに、老人を狙った、詐欺と脅しのキャッチ病院。

いったん入れたら、絶対に退院させない。馬川さんがいくら懇願しても、頑として
ハネつけたのは、そのようなマニュアルがあったからだ。まさに老人の大量監禁とカネ儲け病院の典型だ。

▼病院に近付くと後悔する

「そこは、患者を人間扱いもせず、病人に向き合わない酷いものでした。母のように不安から声を出すと、多量の睡眠薬を投与する。腎不全なのに対症療法で済ませる」

なんと、相手側の弁護士の「反論書」には、それを「合理的・合法的だ！」と反駁している。

「……母への虐待があったことも『当時は看護婦は日勤だった』と言って反論します。

私は確実に見ています！　改ざんなのです。このように、母の死は『監禁殺人』なのに、相手側は、『正しい！』と言い張っています」（馬川さん）
最後の追伸に、こうあった。
「近藤誠さんや、ロバート・メンデルソン博士の言われるとおり、『病院に近付くな』です。近付いてしまうと、このようになるわけです。まあ、なんとか相手の主張を潰していきます。幸い、録音もあります。潰せる点も多いです。
……老人医療の酷さも、どうかご注目されますように願っている次第です。ご活躍をお祈り致します」

第3章

ちょっと検査が四日目に危篤

「検査」は病人狩りの巧妙な仕掛け罠

▼コッケイな〝四大信仰〟

「ちょっと検査、受けてくるわ」

日本人の病院信仰は根強い。それは純朴で、疑うことも知らない。

私は日本人の「検査」「薬」「医者」「病院」信仰を、〝四大信仰〟と呼んでいる。

その頭には、正直の上に馬鹿が付く。

「検査」は病気を発見し、未然に防いでくれる。心底、そう、信じている。

「薬」は、病気を治してくれるもの。特効薬なら完璧と、信じている。

「医者」は、難しい試験に受かり医学部に入ったから優秀と、信じている。

「病院」は、最先端の医学が完備しており難病も完治すると、信じている。

そして、医療を批判する声を耳にすると、「まあ、過激派は怖いわ」と耳に両手を当てる。「医療が実は人を殺している」、そんな本を勧めると「イヤイヤ」と両日を手でふさぐ。「医療は人を生かさず、逆に殺すのだよ。人に教えてあげて」こう言っても「そんな恐ろしいこと言えない」と口を両手でふさぐ。

その姿は、まさに日光東照宮の「見ざる」「聞かざる」「言わざる」……。つまりは〝三猿の愚〟。医療の真実に背を向ける。それは猿以下の愚かさだ。

私は、常々「知らないことは罪である」「知ろうとしないことは、さらに深い罪である」と警句を発している。

▼車で出かけ、遺体で帰宅

手元に届いた、ある主婦の手紙がある。

「……主人の同僚が日赤で、検査入院中に急死しました。

その人は、輸血をしたそうです。奥さんは、強い不信感を語られました。ご近所の人も最近同じような亡くなり方をしています。元気で『ちょっと、検査をしてくるわ』

と自分で車を運転して出かけ、遺体で帰宅するなんて……と奥さんは泣いておりました」（都幾川市　Mさん）

医療の〝四大信仰〟の入り口……「検査」は、まさに病人狩りの仕掛け罠。それは、早く言えば、ネズミ取り。あるいはごきぶりホイホイのようなもの。

それに、簡単に引っ掛かるのは、もはやゴキブリ以下だ。

「医者は、ヤクザ、ゴロツキよりたちが悪い」

これは、近藤誠医師の言葉だ。現役の著名な医師が、医者はヤクザ、ゴロツキより、さらに悪党だ、と断言しているのである。

私は――医者は白衣を着た詐欺師、ペテン師、殺人鬼――と公言している。

これまで、一人の医者からも抗議はない。反論もない。それは事実だから、抗議のしようがないのである。純朴な日本人なら、ショックで卒倒するかもしれない。しかし、真理なのだ。

三日の検査入院のはずが、四日目に危篤状態

▼検診を受けた人ほどガンで死ぬ

さて――。

私の元に寄せられた読者、朴英一さんからの便りを紹介する。

「……二〇〇八年四月一日、私の父（八五歳）は、三日間だけの一二指腸内視鏡検査、生検のため、S医大病院に入院しましたが、それが、三日目で自立歩行ができなくなり、四日目に危篤……胆嚢・胆管炎、敗血症ショック症状、脳梗塞でした。（なんとか一命を取り留めたが）二週間後にMRSA（院内感染）、敗血症と推移しました」

同封されていたカルテの写しを見ると、「内視鏡検査」「胸部CT検査」「生検」などが施されたことがわかる。つまり、八五歳の父親は、ガン検診という名目で誘われて検査入院したわけだ。「三日間」という言葉に釣られたのだろう。

「ゆっくり、骨休めもかねて」という気楽な気持ちで入院したのは、間違いないだろ

う。

しかし、その先に無残な〝死〟が待っていたのである。

そもそも、八五歳でガン検診など、いったい何を考えているのか、と天を仰ぐ。ガン検診を――受けた人ほどガンで死ぬ――これは、もはや常識とすべきだ。

さらに「高齢者のガンは動かないから、ほっておけ」、これが最新医学の常識だ（参照、拙著『ガン検診は受けてはいけない⁉』徳間書店）。

▼退院かなわぬ八五歳の死

三日目で立てなくなり、四日目で危篤というから、重大な医療ミスがあったことは間違いない。朴さんの父親は、「三日間」という軽い気持ちの当初の予定が、長期入院という羽目に追いやられた。文字通り、仕掛け罠に絡め取られた……。

朴さんの痛恨の便りは続く。

「……最初の一か月に、二度の敗血症を乗り越えて小康状態が続いていたので、私はランクのいい病院へ転院を何度も要請したのですが、最後まで担当医師の非協力、妨害のために当該病院で一一月九日、死亡しました……」

ここにも、悔しい無知ゆえの犠牲者が、また一人……。病院に行かなければ、父親は、大好きなゴルフ場で、汗を流していただろう。

朴さんによれば、趣味はゴルフで、元気一杯にラウンドしていたという。

朴さんによれば、病院や医師たちの対応は、初めから冷酷だった。

「……若い担当医は、『どんな名医にも、患者は高齢だから治療はできない。助かる見込みは数％』と最初（四月四日）から断定し、家族に極度の絶望と恐怖を吹き込み、系列ホスピス（治療なし）への転院をしきりに勧めた」

ホスピスとは聞こえはいいが、早く言えば、体のいい〝安楽死〟施設。具体的には末期ガン患者の〝薬殺病棟〟だ。「痛み止め」と称して、麻薬をたっぷり患者の体内に注ぎ込み、最後は、骨と皮の重度の麻薬中毒患者に仕立てて、あの世に送り出す。

死刑に使われる薬剤を大量投与していた！

▼患者に薬品名すら教えない

痛切な悔恨を込めて、彼は綴っている。

「……父の死に至る経過に多くの疑問、不信を感じていたので、診療記録（カルテ）、入院注射処方箋などの情報を請求し、約二か月後に有料にて受領しました」

いわゆる「証拠保全」手続きを行った。

そこで診療記録を一読して、彼は驚愕する。

「父の臨終直前に、医師が筋弛緩剤《きんしかんざい》か、特殊な薬剤を投与したのではないか？」

さらに愕然とする事実に気付く。

「病院治療の過程で、薬の副作用どころか、投与される薬品名まで、患者に一切知らされないのです」

これは、まさに患者の人権無視そのもの。

これでは、患者は、マナ板の上のコイ。あるいは実験用モルモットだ。

「重大な副作用、有害反応の早期発見と危険防止のために、患者本人と家族にも、素人にもわかりやすい表現で、投与される全医薬品情報を書面で提供するのが、当たり前だと思うのですが、状況・実態はまるで違うのです」

▼殺人〝毒〟で父も殺された

その後、朴さんの便りに衝撃事実が明かされていた。

「……最後に使用されていた薬を再チェックしてみたところ、死因について重大な事実が推測できました。なんと、アメリカの死刑に使われる〝塩化カリウム〟の異常投与が後半二か月間、行われていました」

それなら、実質的に、八五歳の父親は、薬物で〝処刑〟されたことになる。

彼は、そのメカニズムを解明した。

「横紋筋融解症が、高カリウム血症を誘発し、心停止となります。父は薬剤〝オメラプール〟を連続投与され、横紋筋融解症が昂進し、併せて〝塩化カリウム〟を最後まで投与されていました。

東海大『安楽死事件』、オウム事件の『坂本弁護士殺人』にも、この〝塩化カリウム〟が使われました。父の臨終記録の頻脈・嘔吐・心停止は、まさにこの薬剤による高カリウム血症の説明と合致します。投薬状況と心電図の波形が、高カリウム血症の各段階と見事に重なりました！」

オウム事件でも殺人に用いられた〝薬剤〟が、衰弱した父親に投薬され続けた……。聞き捨てならない。

送られてきた心電図の波形と、血症の症状が、まさに符合している。

この客観的証拠からも、S医大側は、八五歳に対する〝医療殺人〟の言い逃れはできないだろう。

「病院は治す所ではなく、〝殺す〟所です」

この内海医師（前出）の言葉を思い出してほしい。

超猛毒の抗ガン剤によるガン患者毒殺などは、その悲劇の最たるものだ。

朴さんも、こう便りで綴っている。

「……薬の過剰投与に関する医師の裁量権を問題にしたい。ガンと診断され、余命宣告をされた患者に対し、何をしても医師の裁量権が認められる日本の現状を変えたいと思います」

こうして二〇一四年、ついに朴さんは、亡き父親の死への無念を胸に、S医人に対して裁判を起こした。闘いが圧倒的勝利に終わることを、ただ念じてやまない。

ロックフェラー一族は薬を飲まない、医者にはかからない

▼薬は〝家畜〟人類屠殺用

朴さんの便りには、私と内海医師との共著『血液の闇』（前出）への感想も綴られていた。

「……亡き父も、貧血のため、大量輸血を受け、翌日には生検後に、出血止めの血液製剤〝トロンビン〟が投与され、その翌日に敗血症が発症していました」

輸血・血液製剤もまた、有害無益の〝悪魔の薬剤〟でしかない。

失血しても水分とミネラル補給のみでよし。輸血などは、まったく無用である。それは、なんと米国防総省（ペンタゴン）も約六〇〇億円もの研究費を投じて立証し、一〇年にわたって無輸血の治療法を確立している。

しかし、日本政府もメディアも、これらの事実を一切報道しない。前書『血液の闇』の読者以外は、この衝撃事実を知ることは不可能だ。

現代医療は、まさに悪魔の医療マフィア一族、ロックフェラー財閥に完全支配されている。その事実に目覚めない限り、地獄の不幸は、日本の医療現場で繰り返されるはずだ。

ちなみに、以下の驚愕事実を、まわりの人に伝えてほしい。

▼医者にも絶対かからない

現代の製薬利権で、気の遠くなるほど巨万の富を築いたロックフェラー一族……。

なんと〝かれら〟は、誰一人、薬を飲まない。医者にはかからない。

なぜか？　利益を上げる膨大な量の医薬品は、〝かれら〟にとっては〝家畜〟として飼っている無知な人類用なのだ。

その内実は、屠殺用〝毒物〟だ。医薬品の正体を知り尽くしている一族が、口にするわけがない。体に入れるわけがない。

毒薬とわかっているから一族は、絶対に手を出さない。さらに、〝かれら〟は現代医療の医者には、絶対にかからない。医者は、医薬品という名の〝毒薬〟の販売ロボットであり、現代医術は家畜の屠殺術であることを、一族は十分に熟知しているからだ。

では、ロックフェラー一族が病気になったときは、どうするのか？

〝かれら〟は、自然療法のホメオパシーの療法士にかかる。

それが、病気を治す最良の医療であることを知っているからだ。ちなみに、チャールズ皇太子など、英国王室の一族も同様である。

絶対に薬は飲まない。医者にはかからない。

〝かれら〟はともに国際秘密結社フリーメイソンのメンバー。屠殺用〝毒〟をありがたがって服用し、正体は〝屠殺場〟である病院に列をなす人類は、〝闇の支配者〟たちにとって、まさに無知なる家畜に映ることだろう。

患者（家畜）には、真実を教えてはならぬ

▼薬品名一つ患者に教えない

患者には、一切の医療情報を教えない。

これが、日本の医療の実態である。それで、当たり前のように通用している。

そして、患者も当たり前のように病院の待合室で談笑している。不思議な光景である。そこは有料人間屠殺場である。彼らは、屠殺の順番を、笑いながら待っている。愚民とは、まさにこのような人種を言うのである。

なるほど、日本でも「医療法」（第一条）で医療関係者の患者への説明義務を定めている。

それを「インフォームド・コンセント」と、なにやら意味ありげな英語で表している。患者も、医者には説明義務があるから安心と、思い込んでいる。

これも、また患者をおびき寄せる一つの罠である。それは、口答説明でもよい。だ

から、おざなりな〝説明〟でも、医者は「説明した」と言い逃れできる。

使用する薬品名一つ患者に伝えなくても、説明義務を果たしたことになる。

つまり、ザル法なのだ。こうして、患者は病院の門をくぐった瞬間に、自動的に〝医療殺戮《さつりく》〟のベルトコンベヤーに乗せられる。

行く先には「詐欺」「搾取」「傷害」「殺人」の各プラットホーム……。

医師、看護師の優しい笑顔がお出迎えだ。むろん、終点は「地獄」である。

地獄行き「のぞみ号」、乗ったら降りられない

▼ガン病院は地獄行き新幹線

ある一人の方の言葉が、耳元でよみがえる。

「いずみの会」会長、中山武さん。同会は、ガン患者の自助会ＮＰＯ法人。一〇年以上の生存率九四・八％（平均：名古屋大、医学部調べ）。まさに驚異の治癒率を誇る。

同会の約束は、たった四つ。

一つ。病院に行かない。二つ。心を改める。三つ。食事を改める。四つ。体を改める。たった、これだけ。

それで、中期、末期のガン患者ですら、回復、完全治癒が続出している。二つ目は「ガンは治りやすい病気である」ことを知る。三つ目は「動物食から、植物性に変える」。四つ目は「楽しいことはなんでもやれ！」。「いずみの会」は毎年、ハワイ旅行に繰り出す。温泉旅行などしょっちゅうだ。私は同会で講演したことがある。こんなにゲラゲラ笑うガン患者さんたちは、初めてだった。

さて、その中山会長の言葉だ。

「船瀬さん、ガンになって病院に行ったらあきまへんなぁ。あれは地獄行きの新幹線ですワ」

――「のぞみ号」なら、地獄へ一直線ですね。

「そうそう。途中で降りられしません（笑）。せめて各駅停車『こだま』にしとったら、よろしいのに……」

まずは医薬品の「添付文書」を入手せよ！

▼薬名、治療法を教えろ

元気一杯の父親を、たった三日予定の検査入院で亡くした朴さん。その痛恨は推してあまりある。

彼もまた、最愛の父親を亡くして、初めて医学の暗黒面を知ったのだ。

その一つが、患者の側には、一切の事を知らせない、教えない、その悪魔的な隠蔽《いんぺい》体質だ。彼は指摘する。

「使用する薬品名、採用する治療法、これらは口答では、素人の患者や家族には、いったいなんのことやら、さっぱりわからない」。当然である。だから、朴さんは「せめて、文書にしたものを患者に手渡してほしい」と言う。

至極まっとうな考えであり、要求である。しかし、そんな情報公開制度は、このクニには一切存在しない。

似たようなものに「医薬品添付文書」がある。これは、薬事法で作成と添付が義務付けられている。これも、かつて高度経済成長期にスモン病など薬害が多発したため、採用された制度だ。

わかりやすく言えば「薬の使用説明書」。添付義務が課せられたのは、製薬メーカーだ。製造元である彼らは、医療機関から医薬品の副作用などの情報を得ている。さらに、「用法」「用量」「使用上の注意」「警告」……などなど。もう、あらゆる商品には「製造物責任法」により「注意義務」を明記した「説明書」の添付が義務化されている。

だから、薬に「医薬品添付文書」が付属してるのは、当たり前。しかし、「医薬品添付文書」の発行先は医師・薬剤師のみ。これは不可解。肝心の患者が抜け落ちている。

▼医療の主人公は患者だ

医療の主人公は、いったい誰だ？　それは医者か、薬剤師か？　そうではない。患者こそが、医療の主人公である。

なぜなら、医療費を支払っているのは誰だ？

患者の側だ。治療を受けるのは誰だ？　言うまでもなく患者だ。

なのに、「医薬品添付文書」の情報開示は、医療関係者のみ、と定められている。

このことに非難の声が上がると、ようやくインターネットで一般の人間も検索できるようになった。これで、政府は「患者の皆さんにも公開しています」と言い逃れをする。

しかし、これは情報公開とはまったく言えない。

なぜなら、医者が、使用している肝心な薬品名を、患者に絶対教えないからだ。答えたとしても、早口で言って、教えたことにする。ましてや、「医薬品添付文書」の存在など、絶対患者には告げない。

「薬品名」「医薬品添付文書」の存在を、患者にひた隠しにする。いずれも知られたらマズイからだ。今はネットで検索可能な時代となった。

「薬品名」「医薬品添付文書」を入力すると、一瞬で「医薬品添付文書」が画面表示される。だから、医者は薬の名前を、患者に教えることを渋る。いやがる。

▼誰も薬を飲まなくなる！

「患者に『医薬品添付文書』を見せてごらん。薬を飲む患者は、一人もいなくなるヨ」

こう本気で言ってのける医者もいる。「医薬品添付文書」を見せたら、どうして薬を飲まなくなるのか？　そこには、メーカーも医者も患者に隠しておきたい薬の正体が、はっきり書かれているからだ。衝撃は、重大副作用の一覧だろう。〝重大〟とは〝重い〟という意味だ。つまり、死に直結する重い副作用……。

「死ぬ場合もある」という副作用の一覧がズラリ表記されている。その一つ一つを目で追っていたら、あなたの顔はこわばり、心は凍りつくはずだ。

「誰も薬を飲まなくなる」

そのとおり。ここで、初めてあなたは、薬とは〝毒〟であることに気付く。

それは一般論ではなく、本当に毒物なのだ。それを、「医薬品添付文書」はあからさまに示している。

「こんなモノ患者に見せたら、クモの子を散らすように逃げてしまう」

医療関係者が口を揃えるのも当然だ。しかし、「取り扱い注意」とは、商品の「危険性」を消費者に伝えることに他ならない。

どんな商品でも、「警告」として「このような取り扱いは危険」と伝えている。これが、本当のインフォームド・コンセントなのだ。それを、本当の使用者である患者に、ひた隠しにする。これが日本の医療関係者の姑息さ、ずるさである。

▼ＥＵは開示、日本もやれ

一方、ＥＵ（ヨーロッパ連合）は、患者の〝知る権利〟を認めている。

すでに一九九二年、「医療用医薬品」の患者向けの「医薬品添付文書」作成が、法的に義務付けられている（九三年一月発効）。

日本では、二〇年以上遅れて、いまだ実現していない。患者は、いまだ〝モルモット〟である。

まず、あなたのやることは、ただ一つ。

厚労省に電話をかけよう。

電話口でハッキリこう言おう。

「患者向けに、薬の添付文書を配付させろ！」。

怒鳴りつけてもいい。主権者としての当然の権利なのだ。あなたの命、愛する家族の命を守る。その闘いは、その一言から始まる。

第4章
妻は二七種の「劇薬」投与で急死

一六時間で二七種も「劇薬」を打たれた

▼初めて入院、二〇日で死亡

「哀れな……久美ちゃん……悲惨。六九歳にして、初めて入院して、わずか二〇日で死亡……」

慟哭の手記が、私の元に送られてきた。

宮崎県の黒木重雄さん（七一歳）。膨大な裁判記録も添えられていた。

そして、亡くなられた奥様、故・黒木久美子さんの遺影。咲き誇る花の前で、明るく笑っておられる。

「平成23年5月、撮影」とある。その下には「平成23年10月急死」。

その悲劇は――

（1）検査も行わず、抗ガン剤（毒薬）〝エピルビジン〟を投与していた。

（2）二回とも、計算を誤って、過量に投与していた……驚くべき医師…。

（３）わずか一六時間で二七種類の「劇薬」他を大量に投与され……。
（４）「肺水腫」で死亡。水死と同じ。病院ではありえないことだ。

「――Ｓ会・Ｍ医院、理事長Ｍ（院長・主治医）に、殺られた」（黒木さん）

黒木さんのやり場のない怒り、悲しみ、悔しさが、手紙の文面から伝わってくる。

「……大量の『劇薬』投与によるもので、高額な投薬で金儲けができる。生涯許されない（主治医）Ｍ医師。謝罪もせず裁判にも一度も出廷せず（地裁一二回、高裁一回）」

奥様に、わずか二〇日で、以下の〝毒〟が連続、大量投与されたのだ。

「……抗ガン剤を過量（二回）やった上に、他の『劇薬』八種類、献血アルブミン／献血グロベニン／ボスミン一六管／アトロピン一一管／プレドバ／ノボリン／ソセゴン／モルヒネ他一九種類……わずか一六時間で計二七種類も投薬していた。……そして、すべて『同意書』も取っていない」

▼宮崎から届いた便り

「突然のお手紙を差し上げまして、誠に申し訳ありません」

手紙は、丁寧な書き出しで始まっていた。

「先生の『病院で殺される』『3日食べなきゃ7割治る！』を出版されている三五館の方に、電話でご相談申し上げたところ、手紙は出版社からお届けしてあげます、との計らいを受けました」

以下、亡くなられた奥様の経緯が綴られていた。

「……あんなに元気だった妻が、M医院で乳ガンの手術後、県病院で放射線治療（三〇回）を受け、『重篤な事象は見られませんでした』とも回答後、M医院から再入院の指示があり、入院。検査を行わず一回目の『抗ガン剤』を投与し、一週間後に白血球数一九〇〇で、二回目の『抗ガン剤』を投与。

その四日目から嘔吐、高熱となって、二日後に急死したものです。六九歳まで病気で休んだことは一度もなく、今回初めて入院しました」

超猛毒抗ガン剤を計算間違い過剰投与

▼もはや治療でなく毒殺

Ｍ医院では、二〇一一年一〇月一四日、二一日の二回にわたり抗ガン剤を投与。ところが「抗ガン剤を計算間違いで過剰投与され、その凄まじい副作用に長期間苦しみ抜いて二七日に死亡……」「誰でも死亡する投薬である」。

直接死因は〝肺水腫〟とされた。しかし、経過から、過剰投与の抗ガン剤が死亡の引き金となったのは、間違いない。

抗ガン剤自体が超猛毒物。さらに、一六時間で計二七種類もの投薬という常軌を逸した過剰投与が、一気に七〇歳の命を奪ったのだ。

愛妻の葬儀後、ご子息らを加えた親族四名で、Ｍ医院を訪問、Ｍ医師に問い質した。

「……なぜ、抗ガン剤を投与したのか？　再発もなく、固形ガン（非浸潤ガン）で、また同意書も取らずに、家族はまったく知りませんでした。……元気だったから、また

（抗ガン剤投与は）再発防止のためと医師は回答した。……⁉　考えられません」

▼劇薬、毒薬、大量点滴……

しかし、面会はわずか二〇分。謝罪もなく、納得のいく回答もない。

「医師の資格はない。漫然で杜撰《ずさん》、反省もなく弁解のみ……」

黒木さんは、即座に「証拠保全手続き」を取り、「レセプト」（診療報酬請求書）「診療記録」（カルテ）、「看護記録」を押収、投与された薬剤の「医薬品添付文書」も入手した。「レセプト」から衝撃事実がわかった。

「一日一六時間で、二七種類もの薬剤が集中投与されていた。

まさに、人間モルモット。薬漬け。金儲け。これでは高年齢者でなくとも、生きているほうが奇跡です。もはや治療でなく毒殺そのもの……」「元気だったから、検査もせず、再発予防のため『抗ガン剤』を二週続けて投与したと言う」「妻が、いかに長時間、苦しんで死亡したか。親族五名で、約九時間、確認している。まさか『劇薬』だったとは……」。

さらに「遺体は、あんなに重かった。死亡時の写真のとおり。これは『点滴殺人』と言われている。輸液量は最大でも一日一・五ℓを超えれば、確実に死亡すると言われている。水分を大量に補給していた上に、大量点滴……考えられない行為、つまり殺人行為である」（黒木さん）

超猛毒の抗ガン剤に加えて、末期は、致死的な大量点滴が行われたのだ。

「葬儀社＝死亡診断書に『肺水腫』と記載されていた。なぜ病院で『肺水腫』で死亡するのか、不思議でした。それは水に溺れた状態と同じ。つまり水死・溺死＝最も苦しめられて亡くなったのです」（同）

▼白血球ゼロでも対応なし

看護記録からも、抗ガン剤で白血球が、なんとゼロに激減していることがわかる。

「一〇月二六日、午前六：〇〇分。体温三七・三度、顔色軽度不良、体熱感軽度。八：〇〇分、白血球数一〇〇、再検でゼロ」

M医師は、高熱があるので敗血症と診断したが、指示したのは、イソジンによるウガイのみ！　白血球数がゼロは、極めて深刻な異常事態。超猛毒の抗ガン剤による重大副作用であることは確実。この緊急事態への病院の応対に、黒木さんは憤る。

「無菌室はない。緊急の措置もしていない。総合病院への転送もせず、治療もまったくしていない」「午前八時から一一時までの記録もまったくない。緊急処置もされず、放置されたままだった」（同）

黒木さんは、愛妻の〝殺害〟にかかった高額費用についても慨嘆する。

「精密検査、入院、手術、放射線治療……馬鹿な抗ガン剤投与＝二〇八万円以上。まったくの無駄な治療費となった。国の医療費九割が無駄と言われている証拠である」

▼目的不明の劇薬リスト

黒木さんは、投薬された医薬品と、その副作用を徹底的に調べ上げた。

①ラクテック（高カロリー輸液）：急速投与の合併症は、脳浮腫、肺水腫、末梢浮腫、高カリウム血症、水中毒、アシドーシス。

■重大副作用：肺水腫、肝不全、腎不全。

②献血グロベニン（劇薬）：血液製剤（人血や動物が原料）。急速注射すると、血圧降下を起こす恐れ。

■重大副作用：ショック、肝機能傷害、急性腎不全、心不全、肺水種、血小板減少。

③献血アルブミン：血液製剤。急激点滴は肺水種、心不全などを起こす恐れがある。

■重大副作用：ショック、呼吸困難、血圧低下、胸内苦悶、喘鳴（ゼイゼイ息をする）。

④ボスミン（劇薬）：一六管も投与して一件以外は投与時間すら不明。投与目的も不明。「アナフィラキシーショックの救急治療薬。過度の血圧上昇を起こすことがある。急性肺水種、不整脈、心停止を起こす恐れ。

■重大副作用：肺水種（初期症状）、呼吸困難、心停止、腎機能停止、悪心、嘔吐、熱感。

⑤硫酸アトロピン：

■重大副作用：ショック、排尿障害、呼吸困難。

⑥ソヤゴン注射液（劇薬）：鎮痛剤。慎重投与。

■重大副作用：呼吸抑制、血圧低下、無顆粒球症。
⑦塩酸モルヒネ注射液（劇薬）：目的は鎮痛、鎮静。
■重大副作用：呼吸異常、排尿障害。
⑧パレドバ（劇薬）：糖尿病の症状を悪化させる。
■重大副作用：不整脈、四肢冷感、嘔吐。
⑨ノボリンR（劇薬）：インスリン注射液。
■重大副作用：低血糖症、血圧低下、呼吸困難。
——以下、略。

▼老人薬殺用リストがある？

黒木さんは、愛妻、久美子さんに大量投薬されたこれらの薬群をリストアップしながら首をひねる。ほとんどすべての医薬品が「投与目的が不明」なのだ。

ほとんどの薬剤の項目に、黒木さんは「★目的は？」と疑問印を加筆している。

投与目的が不明……ということは、投与が無意味だった、ということだ。

第1章の山中トミ子さんの悲劇を、思い出してほしい。

病院に入院してから行われた「検査・診断」の前に、すでに一七種類もの「投薬リスト」が作成されている。「診断」もしないのに「投薬一覧表」が存在する。考えられるのは、ただ一つ。あらかじめ作成されていた「裏リスト」の存在だ。

トミ子さんの場合も、症状、病名とはまったく無関係の薬剤がズラリ並んでいる。まさに、投与の「目的」は不明。黒木さんの亡妻、久美子さんに投与された薬剤一覧とまったく同じ。投与目的が、まったく不明で症状と合致しない薬剤がズラリ。

やはり、老人薬殺用の「裏リスト」が存在するのではないか？

▼関連病院でも六人死亡

黒木さんの手紙は続く――。

「先生の著書『病院で殺される』（P223）……大量の投薬で『点滴殺人』……殺されました。すべてについて、この書のとおりでした」

愛妻、久美子さんを殺したM医師は、同病院の院長であり理事長も兼ねる。他にも老人ホームなど四軒も経営しているやり手だ。

「妻の死後、初めて自宅に来ました。死亡させておいて、弁解ばかり……反省なし、人格なし……呆れるばかり」（黒木さん）

四回にわたり損害賠償請求の書面を送付する。

しかし、梨のつぶて。つまり、回答拒否。そこで二〇一二年一二月二七日、宮崎地裁に提訴……。

この医療過誤事件は、地元の朝日新聞、読売新聞が記事として報道した。

「また、同理事長が、他に経営する病院で、同一二月に患者六名が、ノロウイルス感染で死亡するという事故を起こしました」（全国テレビ、新聞一面にて報道）

そして、被告人、M院長は一四回もの法廷に、一度たりとも出廷していない。

その厚顔無恥さ、無責任さに、地元メディアも呆れ果てたに違いない。

勝ったぞ、母さん！　六五〇〇万円支払命令で「和解」

▼地裁四九〇〇万円の判決

裁判開始からほどなく、裁判官は「病院側に過失があることを認めます」と黒木さんに告知している。

二〇一四年五月一六日、判決。

「被告、病院側は四九〇〇万円の賠償金を支払え」「薬剤投与と死亡に因果関係を認める」『抗ガン剤を投与すべきではなかった。注意義務違反による過失により死亡させた」

勝訴である。メディアは、一斉にこの快挙を報じた。

「医療ミス、賠償命令、地裁判決、投薬で死亡と認定」（朝日）、「病院に四九〇〇万円賠償命令――『薬剤投与と死亡に因果関係』宮崎地裁」（読売）、「抗ガン剤投与で、女性死亡、医院に過失四九〇〇万円賠償」（宮崎日日）……さらに、NHKニュースも、この勝訴判決を報じた。

「判決によると、女性は二〇一一年七月、同病院で乳ガンの摘出手術を受け、同一〇月に再発予防で化学療法を受けるために再入院した。

感染症を引き起こしやすい糖尿病を患っている女性に対し、院長は白血球を減らす副作用がある抗ガン剤『エピルビシン』を同一四日に投与。白血球が減少したにもかかわらず、同二一日に事前検査や状態観察を行わずに再度投与を行い、感染症を起こして肺水腫と心不全による急性呼吸循環不全で同二七日に死亡させたとしている」（読売）

▼高裁で遂に和解勝利！

しかし……。黒木さんは、欣喜《きんき》するわけにはいかなかった。圧倒的勝訴とはいえ、判決には、二点の不服があった。病院側に要求していた「謝罪」が抜け落ちていたからだ。

そこで、福岡高等裁判所に控訴した。控訴審は速やかに進んだ。わずか二回の公判で「謝罪文面」が認められ、当初請求額の八〇％、六五〇〇万円の支払いで「和解勧告」となった。これには和解条件として「刑事告訴をしない」という相手側の意向があった。しかし、ほぼ完全勝利と言って過言ではない。

やはり、NHKはじめ地元メディアは、大きくこの和解ニュースを報道した。

私は、黒木さんから「和解」勝訴の知らせを受けたとき、「よくぞ、ここまで……」と喜びが込み上げた。

「これは、あとに続く医療被害者の方々に、大きな勇気を与えますよ」

電話口で、その労苦を称えた。

勝訴を知らせる便りは、次のように結ばれていた。

「色々と、ご教示いただきましたこと、誠にありがとうございました。ぜひ、一度お会いしたいですね。船瀬先生のますますのご活躍、ご家族の皆様のご健勝を心からお祈り申し上げます。平成二六年一〇月一〇日　黒木重雄」

亡き妻への鎮魂の一冊が届く

▼なぜ、なぜ…一二ものなぜ

その後、黒木さんから手紙と小さな荷物が届いた。

「医療過誤の本がようやく完成しました……。まったくの素人ですので、恥ずかしい次第です。亡き妻が成仏できるかどうか、わかりませんが……どうにか一段落できそうです」

開けてみると、一冊の御本。

見開き表紙には亡き奥様、久美子さんの笑顔の遺影。入院一週間前の写真。まさに、健康そのもの。まさか、そのわずか二〇日後に、命を奪われ遺体で帰宅することになろうとは……。

本人も、夫の重雄さんも、夢にも思わなかったはずだ。

深い感慨とともに、手に取った。タイトルは『なぜ、早期乳ガンの妻が突然逝ったのか』（黒木重雄著　文芸社　一二〇〇円＋税）。

副題は「――医療ミスの真相を探り、勝訴するまでの一〇〇〇日」。

まさに、天国の愛妻に捧げる鎮魂の書。

帯には「わずか二〇日で命を奪われるとは……。ミスでは済まされない『事件』と闘った夫の執念と慟哭の手記」。

前書きで、黒木さんは、一二回も「なぜ……」を連ねている。
＊なぜ、妻は早期乳ガンで「重篤な事象は見られなかった」のに死亡したのか。
＊なぜ、予防のためにと「劇薬」である抗ガン剤を平然と投与したのか。
＊なぜ、白血球数がゼロになってから、抗ガン剤以外の「劇薬」六種類、その他、重大な副作用等のある薬二五種類をわずか一六時間内で投与したのか。
＊なぜ、病院で水に溺れて死亡するようなことがあるのか。
＊なぜ、一〇〇歳まで大丈夫と言っておきながら、医師は経験豊富と自負したのか。
＊なぜ、医師（主治医・院長・理事長）は、裁判所に一度も出廷しなかったのか。
なぜ、なぜ、なぜ………。

▼妻の死から三年半、今も眠れず

愛妻を奪われた夫の叫びが、聞こえてくるようだ。

「なぜ……誰もが耳を疑うであろう治療を平然とやり、患者を死亡させておきながら、反省もなく、誠意もまったくなく、人の命を大切にする気持ちに欠けた医師がいる……」「毎年、一兆円ずつ増えていると言われる医療費。今や四〇兆円を超えていると言われ、しなくてもよい治療等のために、無駄な医療費が膨大になっていることは否めない」

本書は、涙なくしては、めくれない。

後半部分には、こうある。

「妻の死から三年半……今も眠れず――私は妻が突然亡くなってしまったあと、眠れなくなった。ベッドに入っても寝つかれず、鬱々《うつうつ》と床の中で物思いに耽《ふけ》り続ける」

裁判は、実質、勝訴した。しかし、故人が生き返るわけでもない。

小学校に通う孫娘の、亡き久美子さんへ宛てた手紙が涙を誘う。

くみこばあちゃんへ／だいじょうぶですか？／あやのはげんきです。うんどうかい、ゆうしょうできなかったけど、ガンばったよ／だから、ばあちゃんもガンばってね／だいすき　あやの

「……全国で、毎年二〇〇〇〇件程度の医療過誤が起きていると言われ、私たちと同じ

悲しみ、苦しみに嘆いておられる被害者の方々が、全国に数多くおられるということである。

また、その多くは、裁判費用の負担などから、泣き寝入りしているとも言われている」

この本は、そんな医療裁判で悪戦苦闘しておられる方々へ、希望の書となるだろう。

昔から、明日は我が身……と言う。今日は他人事でも、明日は我が事になる。

それが、世の常である。誰でも医療被害で、地獄を見たくない。

なら、検査は受けない。薬は飲まない。病院に行かない。医者と関わらない。

この「四ない主義」を貫くことだ。

私は、そうしている。だから、日々、健康に過ごせている。

第5章

脳ドックに引きずりこまれ、夫は死んだ

「危険な検査」を承諾なしに強行！

▼水頭症、痴呆、歩行困難

「いつも話をお聞きくださり、ありがとうございます。山川の事件、決して無にしないために、頑張りたいと思っております」

達筆の書の主は山川緑さん。御主人を脳手術による医療ミスで亡くされた方だ。やはり、裁判で闘っておられる。

御主人は、まず、脳に未破裂の脳動脈瘤が検査で見つかり、「時限爆弾で、すぐ爆発する」と医師に脅され、受けた手術で深刻な後遺症「水頭症」から「認知症」になり、会社も退職、最後は、隠れて進行していた転移性脊髄腫瘍で死亡した。

残された妻、緑さんは、主人の恨みを晴らすべく、私に相談してきた。そして、裁判を決意したのだ。

「……小さな存在でしかない私に、どこまでできるか、わかりませんが、皆様のお知恵をお借りしながら、一歩一歩……」

御主人、山川通氏は、昭和二〇年生まれ。敏腕の企業人として順調に出世を重ね、大手企業、T（株）本社の部長職を務めていた。

運命が暗転に向かい始めたのは、平成一五年八月のこと。脳梗塞で七日から一六日まで、病院で入院治療を受けた。それが被告病院「医療法人、A会」である。

主治医は、S医師。通氏の脳梗塞は軽度のものだった。

退院後は、一週間の自宅療養を経て職場復帰した。

本来なら、これですべては順調に進むはずであった。

▼「未破裂脳動脈瘤が…」

ところが――。

通氏は、同病院に入院直後の八日、S医師から奇妙な勧誘を受けていた。

「私が責任を持ちますから……」

なんの理由も告げられずに、熱心に「脳血管カテーテル検査」を強く勧められたのだ。

そして、検査は通氏の「意向には、かまわずに、実施された（翌八月九日『事後同意』）」（原告準備書面10）。

これは、脳の血管内に細い管（カテーテル）を挿入して、検査するもの。これだけでも、危険を伴う検査だ。

それを、承諾なしで医師は強行したのだ。翌日に「同意」したとしても無意味。

すでに、検査は終了している！

S医師は、カテーテル検査の結果を告げた。

「脳左側に三ミリ、右側に四ミリの大きさの各々『未破裂脳動脈瘤』が見つかりました」「動脈瘤」とは、血管の一部が瘤（こぶ）になっている状態を言う。

「未破裂」とは、文字通り破裂していない状態である。

人間ドック、脳ドック、受ける人ほど早死にする

▼脳ドックもまったく効果ナシ

「未破裂脳動脈瘤が見つかりました」

突然、そう言われたら、誰でもパニックになる。その「未破裂」という呼び名が「いつか破裂する」と受け取られるからだ。

突然、医師から告げられた通氏もビックリし、不安に陥ったことは間違いない。

しかし、ほとんど心配することはないのだ。

私は、かつて未破裂脳動脈瘤について調べ、記述したことがある。

そこで、こう書いた。「脳ドックも、まったく効果なし」（『五大健診は病人狩りビジネス』ヒカルランド）。

脳ドックとは、いったい何だろう。

それに対して、日本の予防医学の権威、岡田正彦教授（当時、新潟大学）は、こう断言している。

「おカネさえかければ、脳の病気を簡単に見つけることができるようになり、これらの新技術を健診に活かせないか、というアイデア……それが『脳ドック』だったのです」

▼脳検診の有効データ無し

それでも、最新技術で脳を調べてもらうことは、イザといった病気予防に役立つのでは……。誰でもそう思う。

ところが、岡田教授は、私の目前で明快に断言した。

「脳ドックの有効性を示すデータは存在しません」

日本の予防医学の権威の発言だけに、重みがある。教授は、さらに言った。

「そもそも、海外には脳ドックそのものが、存在しないのです」

脳ドック自体が、日本独自のビジネスだった。

有名なのは人間ドック。日本では毎年、約三〇〇万人が受診している。それも、毎年受けるという。こうなると、成田山のお参りみたいなもの。

一種の人間ドック信者になっているのだ。ところが、岡田教授は明言した。「海外には、人間ドックも存在しません。やはり日本だけのビジネスです」

ちなみに言えば、人間ドックに行った人ほど、病気になり、早死にする。これも、岡田教授の調査で、明らかにされている。

人間ドックで検査を受けると九四％が〝異常〟と判定され、「すぐに病院に行くように」と指示される。

これに対して、安保徹博士（元新潟大学教授）は笑う。

「人間が異常ではなく、数値が異常なんだヨ」（笑）

▼気楽に受けるな脳手術

こうなると、真面目に人間ドックや脳ドックに通っている人が、心底、気の毒になってくる。

脳ドックで〝異常〟が見つかったらメデタシじゃないの？

ふつう、こう思う。ところが、それが悲劇の入り口、始まりなのだ。

さらなる精密検査が待ち構え、様々な薬漬け、そして、最後は恐ろしい〝開頭手術〟が待ち受けている。頭がい骨をノコで切り開き、脳そのものにメスを入れる。

想像するだけで、目まいがしてくる。その結果、脳神経などが傷つけられ、深刻な後遺症が患者に襲いかかる。

それら悲劇の例をあげよう。

・高齢だが脳ドックで動脈瘤と診断され、手術を受けたが全身麻痺、寝たきりになった。

・動脈瘤が見つかり「時限爆弾を抱えている」と医者から脅され、手術を強制された。

・〝開頭手術〟で死亡。「手術は大成功だが、たまたま合併症を起こした」と医師。

・カテーテル検査が原因で脳梗塞に。しかし裁判判決は「病院に落ち度なし」とは。

これらは、ネット上に綴られた、脳ドック被害者たちの叫びであり、告発である。

▼開頭手術一六〇万円

さて――。

これら、悲しい被害者たちの体験を踏まえて、山川通氏の被害を追ってみよう。

問題のS医師は、同意も無しに脳カテーテル検査を通氏に強行。

次に未破裂脳動脈瘤が見つかった、と告知。さらに、これは時限爆弾、ほっておくと危険、と脅した。

怯《おび》えた家族、本人は脳外科手術に同意した。医師が実施したのは〝クリッピング手術〟と呼ばれる。これは、簡単に言えば動脈瘤のコブをクリップで止める手術。

しかし、そのためには頭がい骨を開ける大手術となる。

「〝クリッピング手術〟とは開頭から頭がい骨を切開して動脈瘤をクリップしたうえ切開部の縫合・調整をし、開頭部の縫合に至るまでの手術の全過程を示す」（原告、準備書面）

ここまで読んで、大変な大手術であることがわかる。自分で受けたい、と思う人はいないはず。

山川夫妻も、S医師に「動脈瘤が破裂する」と脅され、恐怖に怯えて、手術の同意に追い込まれたのだ。

▼リスクを四〇倍に膨らます

〝開頭手術〟は大掛かりなだけ費用が高い。

一例として「血腫除去手術」の例では、一六〇万円。動脈瘤〝クリッピング手術〟の場合も、ほぼ同額と思える。

S医師が、最初に、しつこく脳カテーテル検査を勧めたのは、この高額な〝開頭手術〟代を狙っていたことは間違いない。脳の専門医の間では、成人になれば多かれ少なかれ、脳に動脈瘤があるのは〝通常〟なのだ。だから、〝発見〟したあとは、それを時限爆弾と脅せば、自動的に高額手術に引っ張り込める。

S医師だけではない。「切らないと破裂する」と、脳外科医たちはリスクを最大四〇倍に膨らませて、患者を騙して手術に引きずり込んでいる。

この医療サギの騙しのテクニックの事実は、なんと脳外科学会で報告されているのだ。

さらに、山川夫妻に悲劇が追い打ちをかけた。

通氏は、強行された手術の後遺症で「水頭症」を発症。さらに、認知症状態に陥り、会社の重責も退職に追い込まれた。さらに、「痴呆症」「歩行困難」「尿失禁」と悲劇は続いた。
まず、病院側の責任を列挙する。
第一は、本人の同意なく脳血管カテーテル検査を強要、実施した。
第二は、未破裂脳動脈瘤を「時限爆弾」と脅しすぐ爆発すると騙した。
第三は、〝クリッピング手術〟失敗で重度の「水頭症」を発症させた。
第四は、「水頭症」で重度痴呆症状をもたらし勤務・生活不能とした。
第五は、重ねて同症により歩行困難、排尿障害等を発症、悪化させた。

▼九ミリ未満なら心配なし

山川通氏は、まず第一にカテーテル検査を強要されなければ、その後の不幸に見舞われることはなかった。第二の未破裂脳動脈瘤をめぐる〝脅迫〟について、病院側には重大な責任がある。

〝時限爆弾〟〝必ず爆発する〟……などは、脳外科が手術に持ち込む常套的な勧誘テクニックなのだ。脳動脈瘤は、それほど危険なのか？

「……『国際研究グループ』の報告が、二〇〇三年、国際的専門誌に発表されている。研究に参加したのはアメリカ、カナダなど一三か国の研究者たち。それは脳動脈瘤が見つかった一〇七七人を五年間、追跡調査した報告だ。その間に全体の四一人（三・八％）に破裂が認められた。動脈瘤の大きさでも分類している。

▽七ミリ未満…〇・二％。▽七～九ミリ…〇・五％。▽九ミリ以上…三・一％。（※太字）九ミリ未満の小さな動脈瘤で破裂した割合は〇・七％。つまり一〇〇〇人に七人の確率である。逆に言えば、九ミリ以下であれば、九九三人は、動脈瘤を放置していても何も起こらなかったのだ」（『「五大検診」は病人狩り……』前出）

「でもねぇ……」と思う人もいるだろう。

「一〇〇〇人のうち七人でも、手術で取ってもらったほうが安心よネ」

ところが、手術を受けると悲惨な末路が待ち構えているのだ。

「手術組」一二％超が死亡あるいは半身麻痺などに

▼手術では二・七％死亡……！

S医師が〝発見〟した通氏の動脈瘤、わずか三ミリと四ミリ。

この国際研究報告に照らせば、破裂リスクは〇・二％。一〇〇〇人中九九八人は、まったく問題ない。

それをS医師は「すぐに破裂する」と脳外科手術を強要した。極めて悪質である。

これは、明らかに刑法的には詐欺罪、強要罪が成立する。

さて、この国際リポートでも、手術を選択した人々が、不幸な末路をたどっている。

「動脈瘤が九ミリ未満で比較すると、五年後九九・三％がまったく異常なく、元気に過ごしている。治療・手術を選択した人は、一年後には二・七％が脳出血や脳梗塞で死んでいる」「手術を受けた患者は、死亡例や半身不随など後遺症例を加えると、〝被害者〟は一二％を超えている」。

一〇人に一人以上が犠牲者となる。

通氏も、動脈瘤を放置しておけばリスクは〇・二％だった。手術を受けると一二％超過。

もはや、比べるまでもない。

通氏は、選択を誤った。誤らせたのは病院・医師側の「すぐ破裂する」という詐欺・脅迫による。

▼悪魔の囁きで地獄に

S医師は、しつこく、こう夫妻を脅している。

「頭の中に、爆弾を持っているのと同じだ」

「すぐに手術しないと、いつ破裂するかわからない」

「破裂しても知らない。責任を持てないよ」

さらに、こうも催促を繰り返した。

「手術する気になった?」「早く返事をしなさい」

これに対して、山川夫婦が、怯え切ったのは当然である。

「……脅迫的・詐術的行為によって通とともに畏怖・窮迫および錯誤し、また、本件クリッピング手術後における正常圧『水頭症』による肉体的・精神的苦痛と障害をともなった通の生活を支えて同人を看護・介護し続け、同人から幾度も『殺してくれ』

などと言われ、自らも『死にたい』と何度も思ったほどの深刻かつ人知れない肉体的および精神的苦痛を、長期間にわたり被り続けたものである」（原告「準備書面」より）

まさに、脳外科医の金儲け優先の耳元へのささやきが、この夫婦を地獄に突き落とした。

その意味で、まさに悪魔のささやきと言える。

「原告・緑の当該精神的・肉体的苦痛は、原告・通の生命侵害の場合にも比肩し得べきものであり、被告は、原告・山川緑に対し、民法七〇九条等により、精神的・肉体的苦痛による損害を賠償する責任がある」（同「準備書面」、要約）

――山川さんは、ときどき電話で、経過を報告してくださる。

その都度、励ますと、「先生！　私、がんばります」と健気な声が返ってくる。

山川通氏の悲劇も、病院に安易に行ってはいけないこと、医師の言うことを聞いてはいけないことを教えてくれる。

それにしても、あまりに悔しい、悲しい教訓だ。

第二部

現代医療の神は〝死神〟だ

——目的は、莫大利益、結果は、死体の山脈……

第6章

老人を、殺していくらの「香典医療」

――〝延命〟ではなく、病院最後の「荒稼ぎ」

患者は助からず、病院は助かる皮肉……

▼万策尽くしたの意味は

「できる限りのことを、しましたが……」

医師は、額の汗をぬぐいながら、唇を噛む。

遺族は、うなだれて、ゆっくり頭を下げる。ベッドには、愛する人の亡骸《なきがら》が横たわる。看護師もただ沈黙を守る。病院では、これも日常の光景だ。

病院で死ぬ――ということは、こういうことなのだ。患者が危篤状態になれば、医師が駆け付ける。矢継ぎ早に看護師に指示を出し、救命措置に取りかかる。延命のために投薬を行う。強心剤、その他もろもろの薬剤が次々に患者に投与される。

さらに、人工呼吸器などが、大急ぎで装着される。慌ただしい、緊迫した時間が流れる。家族は、ただ祈るような思いで、病院スタッフの動きを見守る。

病院側が、必死で取り組んでいるのが延命措置と言われる対応――。

しかし、万策尽くしても、空しく、患者は息を引き取る。

「手はすべて尽くしたのですが……」

病院スタッフの献身的な働きに、遺族は感謝の言葉もない。悲しみの涙にむせびながら「ありがとうございました」と深々と頭を下げる。

▼現場は真摯で必死だが

このような、静かな別れと諦観のなかで、次のような事実を書くのは、実に心苦しい。

「……実は、危篤状態の患者は、病院にとって最後の〝荒稼ぎ〟のチャンスなのだ」

（拙著『病院で殺される』前出）

そこで、私はこう続けている。

「『助からない』とわかると、ここぞとばかりに多種大量の薬剤をぶち込む」「いちいち注射などまだるっこしいことでは、間に合わない。だから、大量点滴に混ぜて注入する」

これでは、延命措置と言うより〝営利〟措置と言ったほうが、わかりやすい。

これを、医者の世界では昔から「香典医療」と言っている。むろん、内輪の話で、外に漏れることはない。

「香典」は、普通は遺族がもらうものである。しかし、「香典医療」では、逆に医者の側、つまり病院が懐に入れる。

第1章で紹介した山中トミ子さん（八四歳）を、入院わずか一八時間で殺された遺族は、二二万円の薬代の請求が来たことに憤然としていた。

「母親を、何十種類もの薬で殺しておいて『薬代を払え』と言う。呆れ果てます」

本人負担額が二二万円なら、病院が手にする金額は二〇〇万円は下らないのではないか。

まさに、老人の危篤、臨終こそ稼ぎどき。文字通りの「香典医療」だ。

だからといって私は、現場で必死に延命、救命にあたる医師、看護師たちを責める気にはなれない。ほとんどの方は、それこそ不眠不休で、患者の命を一秒でも、一時間でも、延ばしてあげたい。その思い、願いで奮闘している。

生命は尊い。その命を救いたい。救わねば……。

そんな真摯な熱意の人達に、「香典医療」などと言ったら、腹の底から憤怒されるだろう。この本を床に叩き付けるだろう。その思いも十分に理解できる。

ベッドに縛《しば》りチューブだらけ〝スパゲッティ〟療法

▼あなたはこうして死にたいか？

しかし……一秒、一分の延命に必死の医療現場の方々も、救命医療にすがる家族も……どこかで、何か間違っている。何かを忘れている。

そうだ、それはベッドで横たわり、末期《まつご》の延命措置を受ける患者の思いだ。

本書の第一部を、読み返していただきたい。

いずれも、愛する人々を病院で亡くされた方々の痛恨の記録だ。そこでは、信じられない医療過誤に加えて、無残としか言いようのない末期の苦しみに苛まれている。

「殺してくれ！」と訴えた夫もいる。

声が出せるなら、まだましだ。

いよいよ最期《さいご》の危篤、臨終期になれば、声も出せない。口には栄養チューブが胃の中にまで押し込まれ、鼻には器官から痰を除くチューブ、腕には点滴の針が刺されている。尿道には導尿チューブが差し込まれ……。手の指にはバイタル・センサーが装着。脈拍、血圧がバイタル・サインで表示される。

加えて鼻・口に酸素マスク……言葉を発するどころではない。もはや、患者は意思表示すら不能だ。身動きで意思表示しようにも、体はベッドにバンドで固定されている。

転落防止などが、その理由だろう。

つまり末期の患者は、ベッドに完全に縛り付けられ、全身に様々なチューブを刺され、挿入され、各種コードを装着された状態となる。

全身チューブまみれ。これを医療関係者は、自嘲を込めて〝スパゲッティ〟療法と読んでいる。

無残やな、死ぬに死なれぬ、生き地獄

▼鳥ガラのように痩せて

私には忘れられない光景がある。

母方の叔父を病室に見舞ったときのことだ。叔父は親族の中では優秀だった。難関の海軍兵学校にも近郷でただ一人合格するほどの秀才であり、戦後は京大に進学、卒業後は関西電力に就職。まさに、順風万帆のエリート人生を生きてきた。

しかし、退職後に糖尿病などの病に倒れ、さらに脳梗塞など次第に体は弱っていった。私の親族は極めて仲がいい。甥や姪は、何度も叔父を励ます集いを開いた。温泉や名勝を訪ね、親戚一同は親睦を深めた。言葉と脚が不自由になった叔父も、最後は車椅子で参加し嬉しそうだった。

しかし、病は進行し、ついに入院となった。それも長期に及び、もう退院は難しいのでは……との風の便り。知らぬうちに無沙汰の日々。私は仕事の合間を縫って、関西のとある病院に入院している叔父を見舞いに訪ねた。

病室に一歩入るなり、愕然とした。

そこには、あの声の大きな豪放磊落《ごうほうらいらく》の、かつての叔父の姿はどこにもなかった。寝ていたのは、まるで別人だ。そこに、鳥ガラのように痩せ細った老人がいた。鼻にチューブが差し込まれている。骨と皮になった面相には、もはやかつての面影はまったくない。

布団から突き出した手は鳥の手のように変形し、ひっきりなしに痙攣《けいれん》している。顔も震え、私を見る目もまったく生気がない。甥の俊介だとわかっているのだろうか。

▼医療とはいったい何だ?

ベッドの傍らに寄り添う叔母がつぶやく。

「口から食べられないので、おなかに穴を開けて、そこから栄養を入れているのよ」

私は言葉を失い、その場に佇《たたず》むしかなかった。

そして、いたたまれず、その場を立ち去った。

そのとき、胸の内に、次の言葉が浮かんだ。
――無残やな、死ぬに死なれぬ、生き地獄――
それからほどなくして、訃報が届いた。悲しみより、なぜか安堵の思いが込み上げた。
「よかったね、おいちゃん……」
ようやく、あの苦悶のベッドから解放されたのだ。死こそ、まさに安らぎなのだ。
では……この生き地獄の苦しみを与え続けた現代の医療とは、いったい何だったのか。

「苦しい」「やめて」……患者は訴えようがない

▼「何かが、おかしい」

「苦しい」「痛い」「辛い」……「もうやめて！」「死なせてください」……必死で、目で訴える。しかし、目が合った看護師は、優しく励ます。

「大丈夫。助かりますからね。がんばって……」

意思の疎通がまるで、できていない。何かが狂っている。これは、医師、看護師に問題がある……というより、現代医療の倫理に根本の問題がある。

「命は地球より重い」という。なんと荘厳な言葉だろう。だから、命を救う医療は尊い。命は一秒でも長く救われなければならない。医師たち、看護師たちは、その思いでこの職業を志した。だから、彼らの胸は誇りで満たされている。いや、満たされていた……。

しかし、医療現場で救命、延命医療に取り組むうちに、その思いと誇りに次第に影が差してきた。その影に気付かぬ医師、看護師も大勢いる。

しかし、一部の医療関係者は目覚め、気付き始めている。

「何かが、おかしい」「これは、患者さんのためになっているのか？」

ふと、立ち止まり、胸に手を当てる医者が増えている。

病室の窓の外を見て思いにふける看護師も増えている。

心肺停止、一瞬で、病院は戦場となった

▼五人がかり必死の蘇生

「――一瞬にして、病院は戦場となった。懸命の延命処置が繰り返されたのである」

『看取りの医者』（小学館文庫）の著者、平野国美医師の若き頃の体験である。

そこで、延命医療とは何かが語り尽くされている。

回診途中に、突然、ガンの入院患者高田さん（仮名）の心臓と呼吸が停止した！　ガンの進行による多臓器不全である。五人の医者が緊急呼集で集まった。不安げに見守る奥さんは、病室から追い出された。

「懸命の延命措置が繰り返された。心肺停止した患者に対して、激しい蘇生術が加えられる。とても家族には見せられない場面だ。その間、私は先輩医師の邪魔にならぬよう、壁にへばりついているしかなかった。主治医でありながら、治療に参加できぬ己の無力さを、これほど感じたことはない。それは長い長い一時間だった。この迅速

果敢な延命処置によって高田さんの一命は取り留められた」

ベッドの高田さんの体には人工呼吸器が取り付けられ、何本もの点滴ラインに取り囲まれている。

「あとは、胸部レントゲンと、血液ガスをチェックしておいてくれ」

先輩医師たちは、そう言い残して立ち去った。

▼挿管だらけの患者と妻

「室内には、挿管だらけの患者と、主治医とは名ばかりの私だけが残された。ドアの外からは指導医が奥さんに状態を説明する声が聞こえてくる」（平野医師）

病室に、人工呼吸器のモーターとモニターの音だけが響く。

「瞳孔にペンライトの明かりを当ててみる。やはり、瞳孔の反射はなかった。これは限りなく脳死に近い状態だと思った。

無理もない。心肺停止していたのだ。当然、脳にもダメージは起きただろう。今や、高田さんは、生きているというより、無理やり生かされている状態なのである。これが延命治療なのだ。それにしても、この病室で起きた一時間はいったい何だったのだろう？」

「嵐のような時間が過ぎ去ってみると、これでよかったのか、という漠然とした疑問と、いわく言いがたい空虚な何かが、私をつつんでいる」

若き平野医師は、呆然と佇むばかりだった。

「先生、私、中に入っては、いけませんか？」

ドアを少し開いた奥さんの声。高田さんにとって、いちばん大切な奥さんは、一時間も部屋の外に出されたままだった。夫に触れることも、手を握り締めることも、できなかった。「あ、すみません。どうぞ」

部屋の中に入った瞬間、挿管だらけになった夫の姿を見て、奥さんは凍りついた。

これより家にいたほうが、よかった……？

モーター音だけの病室

それから一週間、平野医師は、人工呼吸器の操作や、輸液管理を指導医から習いながら、高田さんの全身管理をした。毎日、この病室に入るのは気が重かった。高田さんの奥さんも足取りが重い。

「あの日から、何かが変わったのだ。延命措置を施されたあの日以来、病室からは声が消えてしまった。機械のモニターの警報音と、モーターの音だけになった。奥さんも言葉を失っている。そう、あの日から、患者はもちろん、奥さんも声を出さなくなったのだ。私も言葉少なになっていった」

しかし、延命措置は、これで終わりではない。主治医の平野医師は、さらなる義務が課せられていた。

「……高田さんは意識も痛覚もない状態である。だから、もはや麻薬や鎮静剤は必要がなく中止となった。代わりに、血圧の低下に対して昇圧剤を、尿が出ない症状に対して利尿剤などが、日々、量を増していった。それでも、高田さんのバイタルサイン（生命維持の各種兆候、心拍数、呼吸数、血圧、体温など）は、日を追うごとに悪化している。人工呼吸器の設定も、日に日に厳しいものになっていく。

栄養のために注入する輸液は、栄養とならず、皮下に浮腫を作る。それを排出するための利尿剤が追加される。その利尿剤さえも、本来の目的である浮腫の軽減には役立たず、逆に皮下に浮腫を作っているようだ」（同）

▼何が行われているの？

「いったい、ここで何が行われているのですか？」

口数の少なかった奥さんが、ポツリとつぶやいた。

「こうなる前は、主人の手も握れたし、顔も撫でたりできたし、たまに目を開けると笑って話しかけられたけれど、今はもう……何だかわからないホースやら管やらが入っていて、とても近寄れません。触ったりすると、何か、してはいけないことをしているようで……怖くて手も握れません。どこまでなら、していいの？ なんか、生きていると言っても、主人が不憫《ふびん》で……」

涙声に、平野医師は黙するだけだ。

「この病に勝てないのは理解できます。いいえ、とっくに覚悟していました。でも、一時帰宅したあの日のことを思うと、こんな状態になるために、泣きながら病院に戻って来たわけじゃありません。こんな、手も握れないような、理不尽な仕打ちをされるために……」

最後の震える声は、彼の胸に刺さった。

「あのまま、家にいたほうがよかったんでしょうか……」

主治医の彼ですら、同じような思いだった。

馬乗り心臓マッサージで肋骨が折れる

▼〝その時〟は迫っていた

延命治療が施されて一週間が過ぎた。

「もう、〝その時〟は迫っていた」

高田さんの、すべてのバイタルサインは悪化していた。

心臓は微弱に動いている。すでに脳神経の反応はない。

その他のバイタルサインも、もはや絶望的。平野医師は、小刻みに震えていた。研修医になって三か月目のこの夜、主治医として、初めて患者の死に立ち向かう。傍らの指導医に震え声で言った。

「Y先生、あのー、初めてなんです」

「え？」

「ステルベンが……」

ステルベンとは、医学用語で「死亡」のことである。

「そうか、初めてなのか？　臨終の告知は、俺が教えるとおりにやるんだぜ。でも、その前に心肺蘇生（延命措置）もやるからな」

そして……病室のモニターが、ふたたび心肺停止を示した。

Y医師が、奥さんに言った。

「すみませんが、部屋の外でお待ちください」

▼一時間もの病室の格闘

直後に、高田さんの背中に板が入れられ、心臓マッサージの準備がなされる。

Y医師の声が響く。

「ボスミンIV！（静脈注射）」

「はい」

Y医師の激しい心臓マッサージが始まった。高田さんに馬乗りになって、両手で胸を圧迫する。

「はい、アンビュバッグ（肺に空気を加圧して入れるバッグ）を押して！」

「はい、マッサージ交代！」

腕力で胸を押す蘇生術だから、一人では無理なのだ。平野医師が交代した。

「……患者さんの体は、もろくなっているが、心臓を蘇生させるには、強い圧力が欠かせない。患者さんの肋骨が折れる感覚が伝わる。肺が傷ついたのか、気道から出血が見られる」（平野医師）

こうして、一時間近くも蘇生の格闘が続いた。

「個室は、あの心肺停止の日以来の修羅場となった。汗が吹き出る。

しかし、一週間前と違って、もう高田さんの心臓が動くことはなかった」

▼このように死にたいか？

「もう、いいだろう。ご家族を中に入れて」

Y医師が言う。

「この一時間で、また高田さんの容貌は変化した。

意識がなくても、心肺蘇生術は患者さんに大きな苦痛を与えているに違いない。奥さんも夫の顔を見て、言葉を失っている」

指導医から目で促され、平野医師は〝死の三兆候〟をチェックする。

「今、瞳孔の散大、心臓と呼吸の停止を確認いたしました。午前四時一二分にご永眠となりました」

深く黙祷をしたあと、医師や看護師たちは、部屋を出る。

「このあとに、家族が変わり果てた患者さんと対面し、やっと直接、その肌に触れることが可能になる。病院では、最期の瞬間、すなわち生と死の境では、家族が部屋の

外で待機するというケースが多い。生から死への移行を目の前で確認することができない」(同)

医師たちが部屋をあとにした瞬間、室内から、奥さんの泣き声が聞こえてきた。

……あなたは、このようにして最期《さいご》を迎えたいか?

このようにして、愛する人を見送りたいか?

第7章

「高速点滴」、老人殺しの必殺ワザ

——ここぞとばかり大量点滴、遺体はまさに〝溺死体〟

一日一・五ℓ以上なら極めて危険

▼葬儀屋もその重さに驚く

「医者は、それを〝溺死体〟と呼んでいます」

中村仁一医師は、淡々と言った。

彼はベストセラー『大往生したけりゃ医療とかかわるな』（幻冬舎新書）で知られる。

私は思わず、聞き返す。

――それだけ大量点滴されて水膨れしている、ということですね？

「そういうことです。葬儀屋さんは、よくこう言われます。『昔のご遺体は軽かったのに、最近のご遺体は、重いですね……』」

――つまり、重い分は、医者がここぞとばかりに大量点滴した水分の量と……。

「そういうことです。高速点滴した結果ですね」

私は絶句して言葉もない。

〝溺死体〟とは、俗に土左衛門などとも呼ぶ。水死体で、膨れ上がって人相も外観も変わってしまった亡骸《なきがら》を、昔の人はそう呼んだのだ。それは、もはや目を背けるほどの醜《みにく》さなので、そのような俗称で呼ぶしかなかったのだ。

考えてもみてほしい。

担当の医師からも、外観が〝溺死体〟と呼ばれるほどに膨れ上がった遺体の姿を……。

▼一・五ℓ以上で確実に死ぬ

葬儀屋が、二人がかりで遺体をベッドから持ち上げて、「これは重い！」と実感するほど水膨れした老人の姿……。その、ズッシリ重い分は、医者が末期の患者に、ここぞとばかりに点滴の管から体内に注ぎ込んだ、大量の輸液の重量なのだ。

「老人に一日一・五ℓ以上、点滴したら死にますヨ！」

病院に入院して、わずか一八時間後に、苦悶死した山中トミ子さんの診療記録を見て叫んだ内海聡医師の言葉を思い出してほしい（第１章参照）。

「医者なら誰でも知っている。研修生でも知ってます。知らなきゃ馬鹿です。知ってやったら〝殺人〟です」

正義漢の内科医の断言が、今も耳に残る。

私は、このとき山中トミ子さんは、点滴輸液の高速注入で〝殺された〟と確信した。その診療記録や介護記録で、わずか半日弱で、この八四歳の小柄な老女の体に、何十種類もの致死量の薬剤が注ぎ込まれている。

私は、膨大な診療記録に満載された、これら医薬品の〝薬毒〟で彼女は急死した、と最初は思っていた。

しかし、これらおびただしい有毒医薬品の毒性を待つまでもない。高速かつ大量の輸液を体内に注入すれば、老人の命を奪うことは簡単にできるのだ。

▼〝点滴殺人〟医療過誤の盲点

その意味で、この〝点滴殺人〟は医療過誤死の盲点と言える。

「亡くなった老人のご遺体をベッドから運ぶと、あとのシーツもぐっしょり濡れている」

そういう病院関係者の証言もある。

なぜ、シーツが濡れているのか？　あまりに大量点滴したため、病人の体から溢れて漏れた水分が、シーツを濡らしているのだ。

しかし、遺体から吹き出すほどの大量点滴。それは、葬儀屋がズッシリ重いと実感するほどの量だ。

恐らく内海医師が警告する一・五ℓどころか、二、三ℓあるいは、それ以上、大量に注ぎ込まれたに違いない。その異様な重さを思うと、恐ろしくなる。

内海医師は、大量点滴だけで老人は確実に死ぬ……と断言した。

その死因の一つに肺水腫がある。肺に水が溜まって呼吸困難で死亡する。

――早く言えば、体内で水に溺れるということですか？

「そのとおりです」

彼は、きっぱりと言った。

その他、大量点滴で、全身の臓器は悲鳴を上げる。肺だけではない。

体中に、過剰の水分が溢れる。全身の臓器が水膨れとなり、最後は死に至る。

まさに、体の中で〝溺れて〟多臓器不全となる。その外観は、まさに〝溺死体〟そのものとなるのも当たり前だ。

体内に溢れる輸液のことを、医学用語で〝溢水《いっすい》〟と呼んでいる。文字通り溢れる水のことだ。

医療現場では、過剰大量の点滴で、体内に水が溢れる事態を、はっきり認識しているのだ。それでも、過剰点滴は、日常茶飯に行われている。

その理由は、いったい何だろう?

点滴は「薬剤」大量注入の〝高速道路〟

▼大量の薬剤を高速注入

なら……。現場の医師や看護師は、殺意を持って大量点滴を行っているのか?

そうは思えない。

「患者を殺そうと思って治療している医者はいないヨ」

私の尊敬する安保徹博士（前出）も、現場の医師を擁護する。

〝殺意〟を持って行えば、それは明らかに刑法犯の殺人行為だ。

そんな殺意を患者に対して医師が抱くことは、通常はありえない。考えられない。それどころか、彼らは、目の前の患者をなんとか救おうと必死のはずだ。

では、なぜ現場の医師たちは老人に致命的な大量点滴を施すのか？

それも、末期になればなるほど、点滴の輸液量は増大するのだ。なぜか？

目的は、ただ一つ。大量多種の薬剤を患者の体内に注ぎ込むためである。

だから、私は点滴をこう呼んでいる。

――薬剤注入の〝高速道路〟。

これなら、まさに薬剤の大量輸送も、継続輸送も可能となる。

▼経口摂取不能の応急措置

まず――。

点滴という医療行為を、冷静に見つめ直してほしい。

それは、医療現場では、実に見慣れた光景だ。たいてい、ベッドに横たわる入院患者の腕には、点滴が施されている。それどころか、ガラガラと点滴装置を引きずりながら、病院の廊下を歩いている患者の姿も、珍しくない。

中には、病院内の自動販売機で、缶コーヒーか何かを、グイッと飲んでいる点滴患者すらいる。この点滴装置は、トイレに行くときも、そのまま引っ張って入るしかない。しかし、患者は当たり前のように、装置を引っ張って個室に入り、出てくる。

これは、実に奇妙な光景と言うしかない。

首をひねるあなたにお勧めしたい。「点滴」の定義を、調べてみるといい。

そこには「口から水分を摂取することが不能な患者に対する応急措置」とある。

生命維持に、水分は不可欠だ。水分を口から摂れなければ、その他の方法で補給するしかない。そのために、窮余の策として考えられたのが点滴なのである。

だから、点滴という医療行為は、経口で水分摂取が不能の患者にのみ行う救急措置である。エッエーッ⁉　あなたの驚きの顔が目に浮かぶ。

それって、おかしいじゃん。そういう声が聞こえてきそうだ。

口で飲める食べられる患者に、点滴のコッケイさ

▼装置ガラガラ、缶コーヒー

それなら、病院のベッドで点滴を受けている人は、どうなるの？

ふつうに見舞客と会話して、ときにはお茶を飲んだりしている。口から、ちゃんと水分が摂れている！　それどころか、点滴装置ガラガラで、病院廊下を行き来している入院患者は、どう考えたらいいのか？　休憩コーナーで、自販機から缶コーヒーを買って、うまそうに飲んでいる！　とても、経口で水分摂取が不能な患者ではない……。

こんな点滴患者は、日本中の病院に溢れ返っている。

つまり、医療現場で「点滴」原則は、とっくの昔に崩壊しているのだ。

口からちゃんと水分、食物を摂れる患者にまで、全国の病院で、点滴が当たり前のように行われている。

その理由はただ一つ。薬剤の大量注入である。

昔は、病院というと注射が付き物だった。

だから、私は、今でも医者も病院も大嫌いである。注射針を刺す。あの痛さがたまらない。思い出すと、今でも顔をしかめたくなる。誰でもそうだ。それでも、昔は薬を投与するときは、注射と相場が決まっていた。看護婦が無表情で、腕を脱脂綿でアルコール消毒して、注射針をプスリ。こちらは、顔を背けて辛い一瞬に備える。

▼昔は注射、今は点滴の訳

昔は、どうして注射だったのか？　それは、投薬する薬の種類が少なかったからだ。しかし、現在では病院で患者に投与する医薬品の数は半端ではない。数種類どころか数十種類にものぼることもザラ。つまり、いちいち、これら個別の薬剤を患者に投与するたびに注射をしていたら、患者のほうがたまらない。一日に数十回も注射される……！

それだけで、患者は音《ね》を上げ、病院から逃げ出す。これでは、今度は病院がたまらない。患者が寄り付かなければ、病院商売は上がったり。病院の売り上げは、一にも二にも薬の売り上げ。患者に大量に薬を注入すればするほど、病院は儲かる。

そこで、彼らは「点滴」に目をつけた。

これなら、一回、注射針を刺すだけで済む！

患者の苦痛も一回こっきり。それなら、患者も嫌がらない。病院から逃げ出すこともない。こうして、両者の〝思い〟が一致して、点滴は本来の用途から大いに逸脱して、現代の病院の風景に溶け込んでしまった、という次第である。

異常も日常になれば、〝正常〟と勘違いされる。点滴などは、まさにその典型であろう。本来、経口で水分摂取が不能な、特殊な患者にのみ行われるべき点滴医療が、大量の薬剤を患者の体内に注入する手段として、活用されているのだ。

闇の医療マフィアを金ヅル、大量点滴

▼〝高速道路〟で大量注入

それは、世界の医療利権を支配する〝闇の勢力〟にとって、まさに願ったり叶ったり。その名をズバリ言ってしまえば、ロックフェラー財閥である。さらに、続くのがロスチャイルド財閥。世界の医療利権のみならず、あらゆる産業の利権は、これら二大財閥がほぼ完全独占している。つまりは医療マフィアである。さらに言ってしまえば、〝これら〟は秘密結社フリーメイソンの中枢組織イルミナティをも掌握している。地球も人類も、この〝双頭の悪魔〟に支配されているのだ。話は大きくなりすぎたが、近代から現代に至る世界の医療も、〝かれら〟闇の支配者によって牛耳られてきた。その事実は、心に刻んでほしい。

世界の巨大製薬会社は、すべて〝かれら〟の傘下にある。つまり、約一〇〇〇兆円と推計される世界の医療利権のほとんどは、これら二大財閥に吸い上げられている。その製薬利権を現場で支えてきたのが、点滴という——薬剤の〝高速道路〟——なのである。

〝双頭の悪魔〟は、当然、現代医学も完全制圧してきた。だから、点滴が「経口の水分摂取不能の患者のみに行う応急措置」という本来の定義から、大きく逸脱していても、黙殺を命じてきた。医学教育（狂育）でも、点滴の逸脱行為を問題視することは、許されない。こうして、滑稽なる医療行為も、見て見ぬふりのまま、全国の病院で横行しているのだ。

「口から水分補給で十分」と認めた専門書

▼「点滴は不要」と専門書

医学専門書を紐解《ひもと》く。すると、正直に「点滴は必要ない」と明記されている。

「……輸液療法とは、口から入らない場合に血管の中に水や電解質を入れてやる治療ですから、口から入らないような状態のときは、すべて適応と言ってよい」「しかし、コレラみたいな、べらぼうな下痢、一日に六〇〇〇も七〇〇〇mℓも水が失われるという疾患でも、補液は経口的にしたほうがよい」「ブドウ糖を含んだ電解質液を経口的にしたほうがいいという説もあるくらいです」「口から入る以上は、どんな疾患でも血管の中に、無理やり入れる必要はない、ということになります」（『外来における輸液の

実際』越川昭三・昭和大学教授著　金原出版）

「高齢者への維持輸液は、計算式の二分の一から五分の一にしなければならない」「水・電解質の補給は、なるべく経口摂取によることを原則とし、輸液期間を可能な限り短くしたい」（『輸液療法小事典』越川昭三著、永井書店）

なんのことはない。輸液の専門家ですら「点滴は必要ない」と、言い切っている。

拍子抜けとは、まさにこのこと……。

▼無知か馬鹿か未必の故意

しかし、これら専門家の警告を無視して、医療現場では高速大量点滴やり放題だ。逸脱した医療は、異常な悲劇をもたらす。言うまでもない。異常な点滴も同じだ。その惨劇が点滴〝殺人〟だ。内海医師は「老人に一日一・五ℓ以上点滴したら死にます」と断言した。程度の差はあれ、大量点滴には確実に致死性がある。

「研修生でも知っている」「知らなきゃ馬鹿です」と彼は言い切る。

つまり、高速大量点滴で、老人患者は〝殺される〟……。

知ってやれば、殺人である。しかし、〝殺意〟がある、とは思えない。「なら、馬鹿……」なのだ。現場の医者は、そこまで馬鹿なのである。

なかには「これだけ大量点滴するとヤバイかな……」と思いつつやっている医者もいるだろう。すると、それは法律的には〝未必の故意〟の殺人となる。

そして――。

その無知、馬鹿、未必の故意……の代償が、全国の医療現場で、今日も頻発している大量点滴殺人なのだ。

呼吸困難、心不全、酸血症でドンドン死ぬ

▼全身水膨れで死ぬ

その症状は目を背けたくなる。
（１）「溢水」症状：輸液過剰な状態を指す。起こる症状は「胸水」「肺水腫」「呼吸困

難」「肺うっ血」「心不全」「血圧上昇」「腹水」「全身の浮腫」「起座呼吸」「頸静脈の怒張」……など。全身あらゆる部位で「浮腫」が現れる。わかりやすく言えば「むくみ」「水膨れ」。そうして、患者は「呼吸困難」「心不全」などで死亡する。遺体のありさまは、まさに〝溺死体〟そのもの。その詳細を見てみよう。

（２）「呼吸困難」：「短時間に大量の輸液が負荷されると、右心房→右心室→肺動脈へと静脈血のボリュームが増加して、肺毛細血管の静脈圧が上昇し、肺うっ血などが起こる。肺うっ血では、呼吸困難、起座呼吸……などが見られる」

（『輸液　Nursing　Note』メディカ出版）

（３）「うっ血性心不全」：「下腿の浮腫は、うっ血性心不全の重要な所見である」「脛骨の前面を一〇秒以上、圧迫して圧痕が残るかどうか調べる」（同）

（４）「高血圧」：体内に水分が異常に増える。だから血圧上昇も当然である。「細胞外液量の増大により浮腫や高血圧をきたす」（同）

（５）「高カリウム血症」：カリウム剤配合輸液を急速大量投与すると高カリウム血症を発症し、心臓が停止する。「気をつけなければいけないのは、投与液量と投与速度。いちばん危険なのはカリウムでしょうか。最悪の場合生命に関わります。カリウム剤を入れるときは二〇ｍＥｑ／時という速度制限を必ず厳守しなければいけない」
（越川教授、前出）
カリウムは電解質で、心筋を動かす電気信号を伝達する。
過剰で心停止に至る。欠乏では、四肢麻痺、意識障害を起こす。
（６）「酸血症」（アシドーシス）：ブドウ糖配合の高カロリー輸液を点滴するときは、ビタミンＢ剤も同時投与しないと、「酸血症」を発症し急死する。

▼決然と点滴拒否しよう

――以上。専門学者ですら、正直に「点滴は不要」と明言している。不要な点滴で、これだけの副作用死が続発している。
「老人は、生理機能や予備力が低下し、代謝異常とかいろんな障害が起きてくる。病変を持っている高齢者に輸液を行うときは、より注意が必要」（『外来における輸液の実際』前出、要約）
このように高齢者への高速大量点滴は、まさに〝殺人〟行為そのものだ。

原点に戻り、法律により、経口摂取可能な患者への点滴行為は、一切厳禁にすべきだ。そして、あなたの取る態度はただ一つ。

「口から飲めます。点滴は要りません」

決然と拒否することだ。

第8章

医療の目的は、〝殺す〟こと

――病院の正体は有料〝人間屠殺場〟である

病院ストで死者半減、二人に一人が殺される

▼現代医学の神は〝死に神〟

現代医学は、大崩壊を始めている。

その欺瞞と詐術が、つぎつぎに明らかになってきたからだ。

「九割の医療が、この世から消えてなくなれば、現代人の体調はたちどころによくなるはずだ。それは、私の確信である」（ロバート・メンデルソン博士『医者が患者をだますとき』ＰＨＰ文庫）

同博士は「アメリカで『民衆のための医者』と呼ばれて親しまれた小児科医」（著者紹介より）。

この本は、全米で三〇万部を超えるベストセラーになった、という。

「……健康診断を受けると具合が悪くなる。病気の基準は医者が発明している。医者が仕事をしないと病人が減る。病院に行くと病気になる」（メンデルソン博士）

この本は、あなたの無邪気な現代医療信仰を、根底から打ち砕くだろう。その意味で、日本中の家庭、一家に一冊揃えておいてほしい。

博士は明言する。

「現代医学の神は〝死に神〟である。病院は〝死の教会〟である」

▼九割医療が消えれば健康に！

「医療の当事者である医者、彼らこそが人々の健康をおびやかしている最も危険な存在なのだ」「本当は病気でない患者にも、医者は十分に考えもせず危険な治療を行う……」（同）

そして、断言する。「病院にいると病気になる」「どの医療行為も、その本質は『死の儀式』に他ならない」。そして「決まり文句は〝手遅れ〟で」「医者は失敗を棺桶の中に葬る」。

こうして、現代の人類二人に一人は病院で〝殺されている〟。

博士は、その決定的な証拠をあげる。

「一九七二年、イスラエルで病院ストが決行され、診察する患者の数が一日六万五〇〇〇人から七〇〇〇人に減らされた。ストは一か月間続いたが、エルサレム埋葬協会によると、イスラエルでもストの期間中、死亡率が半減した……」

同国で、これほど死亡率が減少したのは、二〇年前にやはり医者がストをしたとき以来だという。埋葬協会とは、文字通り死者の数を数えて、埋葬するのが任務である。その統計データほど信憑性が高いものは他にない。

この厳然たる事実を受けて、メンデルソン博士は断言する。

「医者は永遠にストを続ける必要がある」「医者が医療行為の区割りをやめて、緊急医療だけに取り組めば、人々の健康状態は間違いなく改善されるはずである」

八五％の「病気・症状」は原因不明とは……！

▼なら病名もデタラメだ

「現代医療の目的は、人を救うことではなく、殺すことなのである」（内海聡医師）

医療批判の声は、内外で噴出している。内海医師は、さらに続ける。

「九割の医療は、まったく不要である」「八五％の『病気・症状』は原因不明なのだ」

（『医学不要論』三五館）

内海医師も、メンデルソン博士とまったく同じ結論に達している。

さらに、「八五％病気の原因は不明」にあなたは絶句だろう。

「一四の一般的な症状に対する診断所見の結果――（１）一〇％：心理的。（２）一六％：器質性、（３）七四％：不明」（『アメリカ医学ジャーナル』１９８９、86ページ）

ここで、心理的原因一〇％も、つまりは「原因不明」と言っているに等しい。「つまり、八五％に近い数の病気（とやら）、症状（とやら）、患者（とやら）が、さっぱり原因もわからないまま、ただ対症療法されている」「それらは、むしろ危険極まりない方法である」。

さらに言えば、原因がわからない、なら、病名もわからない。これが道理だ。だから、約八五％の「症状」等に、原因もわからないまま病名が付けられている、ということは、この病名すらデタラメということになる。

熱、痛み、下痢……症状は、体が治る〝治癒反応〟

▼薬をやめると病気は治る

『「薬をやめる」と病気は治る』（マキノ出版）

そのものズバリ！　著者は安保徹博士（前出）。副題は「免疫力を上げる一番の近道は薬からの離脱だった」。

安保博士がこの本を書かれたのは、新潟大学に教授として在席当時。薬物療法中心の現代医学を真っ向から否定する本書を、よくぞ執筆されたもの、と勇気に感服する。

『「薬をやめる」と病気は治る』とは、病気の原因は、薬だと断言しているのだ。

「……働きすぎをやめ、精神的なストレスも遠ざけた、静養もしている。食事もバランスよく摂り、軽い運動もやっている。それなのに、まだ体調が悪い。病気がなかなかよくならない。このような場合は、何か薬を常用していないかどうか、振り返ってみましょう」（安保博士）

▼慢性病の正体〝薬原病〟

つまり、なかなか治せない病気は、薬のせい、と言っている。

これは、実に皮肉な話と言うしかない。本人は「なかなか治せない」病気があるので、薬を常用している。なのに、安保博士は、それは常用している薬のせいだ、と言う。つまり「治らないのは、薬を飲んでいるから」という笑い話。

言い方を変えれば、日本人の慢性病の正体は〝薬原病〟なのだ。

「現代薬は、交感神経の緊張を促す作用を持っています。体調が悪い人、病気にかかっている人は、すでに慢性的な交感神経緊張状態にあります。こうした人が交感神経の緊張を促す薬を使うとどうなるでしょうか。当然のことながら、交感神経はますます緊張して、血流が悪くなり、（白血球の）顆粒球の増加、リンパ球の減少に拍車がかかります。免疫力も低下するので、体は自分で治ろうとする力を失っていきます」（同博士）

つまり、病気の人は交感神経緊張状態にあり、薬も交感神経を緊張させる。だから、病気のときに薬を飲むと、ますます緊張に拍車がかかり、病気は悪化する……という。実に明解で反論の余地はない。

▼治療が病気を作る

さらに、安保博士は、「治療が病気を作っている」と告発する。

「……現在、難病指定されている病気の中には、医療が難病にしてしまったものが、少なくありません。難病指定を受けないほうが、治るチャンスはよほど広がる」と断言する。

たとえば、潰瘍性大腸炎など、その典型。難病指定されて以来、爆発的に患者数は増加している。それは、治療薬が、この〝難病〟の症状を悪化させ、慢性化させているからだ。消化器系の病気は、一にも二にも、消化器を休ませる。これが、完治の鉄則だ。私の友人で整体師の米澤浩さんは、慢性の重症潰瘍性大腸炎を、断食と不食で完治させている。

「食べなきゃ治る」。これが、当たり前なのだ。しかし、これでは医者も病院も、クスリ屋も儲からない。だから、本当のことを言ってはいけない。

「……熱、痛み、下痢、吐き気、だるさ……などの様々な不快症状は、すべて『体が自ら治ろう』とする〝治癒反応〟であり、悪者ではありません」（安保博士）

ところが、現代医学の中心は、薬物療法だ。それは、対症療法。症状ごとに対応する。

「命の振り子」で治癒反応の発熱、咳、下痢……などを、解熱剤、鎮咳剤、下痢止め……などで、一つ一つ逆向きに押し返してしまう。だから逆症療法とも言う。治癒反応で元に戻ろうとする「命の振り子」を、逆方向に押し返せば、振り子（病気）は固定してしまい、慢性化、悪性化していく。

薬が病気を作り、薬が病気を悪化させるメカニズムだ。

アメリカ人の死因トップは医原病！

▼医療マフィアの人殺し

ズバリ『人殺し医療』（KKベストセラーズ）という告発本もある。

著者は、文明批評家ベンジャミン・フルフォード氏。

帯に「全米の死因第一位は医原病！」とある。

「最新のデータ（二〇〇四年アメリカ）によれば、医原病による死者数は、年間七八万三九三六人。第二位の心臓病疾患が六九万九六九七人、第三位は、ガン（悪性新生物）の五五万三二五一人となっている。この調査結果は、決していい加減なものではなく、アメリカで三〇年以上のキャリアを持つニューヨーク州NPO法人『アメリカ栄養研究所』の創立者であるゲーリー・ヌル博士の調査によるものなのだ」（フルフォード氏）

これほど医原病が爆発的に増えている原因を、彼は「病気を金に変える悪魔の錬金術！」による、と断罪する。

「医療マフィアは『死の商人』であり、患者の命は金の成る木』という」

〝かれら〟のホンネは以下のとおり。

「死ぬ前に、あるだけ吐き出させろ！」「病人が足りなければ、病人を作れ！」「死ぬまで薬漬けにして、最後の金貨一枚まで搾り取れ！」

▼黒幕はロスチャイルド

彼は、この悪魔的な医薬マフィアの例に、世界最大の製薬メーカー、「ファイザー製薬」をあげる。

「年間売り上げ六兆円、うち純利益一兆円、なんと利益率一七％というお化け企業こそが、アメリカ産業のボスなのである」「世界の医薬品市場八〇兆円（二〇〇六年）の約半分以上をアメリカ企業が叩き出している」

ちなみに「ファイザー製薬」のオーナーは、ロスチャイルド財閥である。それは、世界金融の黒幕でもある。

「国際医療マフィアは、人間の生き血を啜《すす》る。それが金融マフィアの裏の顔。患者の命を弄《もてあそ》び、『薬』と称して『死』を売り捌《さば》く。『医療』と称して、大量殺戮に手を染める――」（同氏）

「薬剤師は薬を飲まない！」衝撃の内部告発

▼体温・免疫力・酵素低下

医薬業界にとっては、衝撃の内部告発と言うべきだろう。

現代医療を告発しているのは、医師だけではない。

ベストセラー『薬剤師は薬を飲まない』（健康人新書）の著者、宇多川久美子氏は、自らも薬依存から離脱した体験を持つ。五六歳とは思えぬ、若々しい容貌とプロポーション。彼女も薬と縁を切ることにより、二〇代の若さを取り返したのだ。

同書は薬の三つの害を簡潔に警告する。

薬を飲むと、①「体温が下がる」、②「免疫力が下がる」、③「酵素が減る」。

これは、薬は、原則的に、体にとって異物・毒物だからだ。それが体内に入ると交感神経が緊張する。すると、体温・免疫力低下、酵素減少などの現象が起こる。

これらは、すべて万病の元である。よって「薬を飲むと病気になる」のである。

「体温と、健康は密接に関わっています。たとえば、体温が一度下がると、免疫力は三七％低下し、基礎代謝が一二％低下し、体内酵素の働きが五〇％低下する、と言われています」（宇多川氏）

▼病気七〇～九〇％は自然治癒

私のまわりにも、医者から言われるまま薬を常用している人が、あまりに多い。まさに、〝洗脳〟状態と言うしかない。そんな人達には、自らが薬剤師である宇多川さんのアピールは衝撃だろう。

「あなたの病気が治らないのは、薬に頼っているからだ！　薬を飲んで症状を押さえ込むのは、病んだ体をさらに酷使すること。さらに薬は自然治癒力を奪い、免疫力をも下げてしまう……」（同書）

「薬で病気は治せません。薬で健康は作れません。一に運動、二に食事、最後に……薬」「病院にかかる病気の七〇～九〇％が、実は自然治癒する」

「なぜなら、それは生活習慣病だから、生活を変えれば治ってしまう」

彼女は、ファスティング（少食）、ウォーキング（運動）で、若々しさを取り戻し、その指導で全国を飛び回っている。

医療被害の多くは「未必の故意」の殺人？

▼死ぬかも……「未必の故意」

「医療の目的は〝殺す〟ことである」

こう言えば、あなたの顔は引き攣《つ》るだろう。

「病院の正体は、有料〝人間屠殺場〟である」

この一言に、医療関係者は顔面蒼白になるに違いない。

そのあとの怒りに震える顔が目に浮かぶ。

「ふざけたことを言うな！」

憤激とは、まさにそのことを言うのだろう。しかし、その猛反発を承知で、そう言うのだ。医者の諸君、なら、あなたは胸に手を当ててみよ。日々の医療行為を思い起こしてみよ。あなたは、真に日々、患者を救っていると胸を張って言えるか。患者の命を救い、健康を助けている。そう、誇りを持って言える医者が、果たしているだろうか？

「患者を〝殺そう〟と思っている医者なんて、一人もいない」

そのとおりだと思う。しかし、結果的に死なせる医療行為をしていたら、それは、〝殺した〟ことにならないのか？

「未必の故意」による殺人……という概念がある。法律用語である。

「死ぬかもしれない」とわかりながら行った行為で人を死なせた。それを、「未必の故意」の殺人と言う。それは、明らかな故意ではない。しかし、曖昧な故意である。

▼死ぬぞ……と警告「医薬品添付文書」

「もしかしたら……死ぬ？」

そう思いながら毒性の強い薬を投与する。危険な治療法を施す。

それらは故意ではないが、「未必の故意」の殺人行為なのだ。

私は現代医療に用いられる薬剤の「医薬品添付文書」を見るたびに、溜め息が出る。

そこには、死に至る恐れのある重大副作用がズラリ、列記されている。

「劇薬」と明記されている医薬品も、数多い。それは「使用法によっては死ぬこともある」薬剤だ。「毒薬」と標示された医薬品もある。こうなるとギャグかブラックユーモアだ。「薬は毒だ！」という巷の言い伝えを、製薬メーカー自身が自認しているのだ。

さらに、「医薬品添付文書」には「使用上の注意」「警告」などで「……死ぬこともある」と注意を乱発している。だから、これら薬剤を使ったら「死ぬかもな……」と思いながら使うのは当然だ。それで患者が亡くなったら、まさに、「未必の故意」の殺人なのだ。そうして、おびただしい患者が毎日、病院で息を引き取っている。

それは、断じて自然死ではない。病院で施された多種大量の薬剤や、様々な検査、診断、施術の結果、亡くなったのだ。その意味で、現代の病院は、「未必の故意」の殺人の犠牲者で溢れている。

医師は、薬販売ロボットである

▼感情を無くした医師、看護師

しかし、医療現場で数多くの〝死〟を見てくると、医師も看護師も、感覚が鈍麿してくる。「ああ、また死んじゃった」。本来、荘厳であるべき人の死が、日常茶飯事になってくる。感覚、感性の麻痺ほど、恐ろしいものはない。

すると、それまで「これで死ぬかも……」とか「ヤバイかも」と思っていた心も、次第に麻痺してくる。薬を投与しました。ハイ、死にました。それが繰り返される。すると、非日常であるはずの人の死が日常になり、人の苦しみが日常になる。

こうして医療関係者は、人間的な感性、感覚を喪失していく。

「いちいち患者に同情してたら、こんな仕事、やってられないわよ」

看護師の、少しいらだった顔が目に浮かぶ。

しかし、医療関係者には、目の前の苦痛、苦悶そして死が日常であっても、患者の側からすれば、それは、日頃ありえないことなのだ。

患者にとって、病院は病苦から救ってくれ、治してくれる、希望の場所なのである。

そこで施される治療、施術は、自分の苦の元である病気や怪我を、治し、救ってくれる。そう心底信じているから、病院の門を叩くのだ。

一方、毎日続く患者の大量死に、医師も看護師も、慣れっこになっている。もはや、悲しみの涙も流れない。遺族への痛苦の同情もない。

「そんなこと言ってたら、仕事にならないわ」

そのとおり。もはや、医師も看護師も、人間の感情を喪失したロボットと化している。

医師は、薬販売ロボットであり、看護師は、もはや介護ロボットだ。

▼医師が頼る悪魔のレシピ

そんな彼らでも、「医療は人を殺すためにある」と言えばパニックをきたすだろう。

怒りと猛反発を招くだろう。

「患者を殺そう、なんて断じて思っていない。フザケルな！」

しかし、あなたの病院では、患者はバタバタ死んでいるではないか。行われている治療法で、患者は治っているのか？　投与の薬が病気を治したと信じているのか？　万が一、患者が治ったのなら、それは、患者に備わった自然治癒力によるのではないか？　これらの疑問に理路整然と答えられる医者が、果たしてどれだけいるだろう。

彼らが日常行っている医療業務には、マニュアルがある。それが各種「ガイドライン」（指示書）だ。これは、別名〝医者のカンニング・ペーパー〟。作成するのは、製薬会社、厚労省、医者の三者というのが建て前になっている。私は医療の世界にガイドラインなるものが存在することを、安保徹博士へのインタビューで初めて知った。

その正体は、まさに悪魔のレシピだった。

▼薬漬け地獄へのガイドライン

私の最初の質問は「大学医学部六年間で、病気の治し方は、いつ習うのか？」というものだった。これに対する安保博士の答えには、呆気に取られた。

「医学部で、病気の治し方なんて、教えないサ……」

――エエッ⁉　では、いつ治し方を習うんですか？

「まあ、病院の勤務医などやりながら、先輩のやり方見て覚えるのサ。それに『ガイドライン』という便利なものがあるからネ」

――それは、いったい何ですか？

「製薬会社に覚えのいい教授なんかが、作るのさ」と、ニヤリ。

その後、調べてみると〝覚えのいい〟教授とは、主に「××学会」の会長など、偉い先生方が多いことがわかった。

その「指示書」の作成は、行政（厚労省）、企業（製薬会社）、学界（教授連）の三位一体で作成することがタテマエになっている。しかし、実質は製薬会社が作っている、と断言して間違いない。なぜなら、『ガイドライン』には、おびただしい医薬品の使用が〝指導〟されているからだ。なんのことはない。当該製薬メーカーが自社の商品を大量使用させるための「指示書」なのだ。患者が薬漬け地獄に追い込まれるのは当然だ。

第9章

クスリをやめれば「病気」は治る

——薬が病気を慢性化させ、悪化させている

自然治癒力（引力）と「命の振り子」

▼病気が治る仕組みは簡単

わかりやすい図で説明しよう。

それが「命の振り子」である。人間の命も、振り子に似ている。下に引っ張る引力に相当するのが、自然治癒力だ。人間誰でも、いつも健康とは限らない。病気になることも、ケガをすることもある。そんなときは振り子も傾いた状態だ。

しかし、自然治癒力の引力が、振り子を正常な位置に戻してくれる。

たとえば、風邪を引いたときを考えてみよう。風邪という「病気」にかかると〝発熱〟〝咳〟〝下痢〟などの「症状」が現れる。

これらは、風邪という「病気」が、治ろうとするときの現れである。具体的に言えば「治癒反応」である。

薬物療法のワナ・・・・・「自然治癒力」を無視し病気を慢性化し薬物依存に

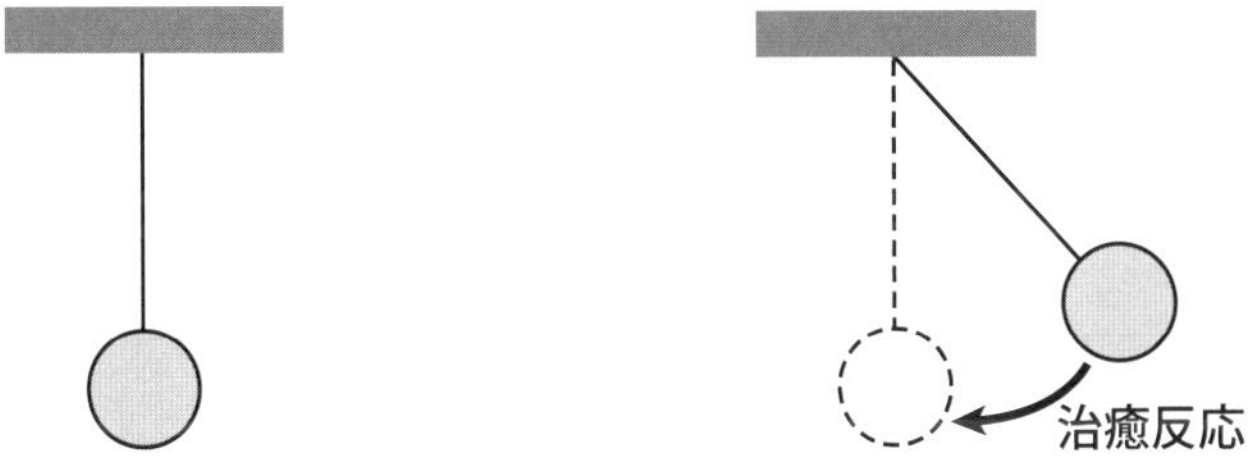

A：生体は振り子のように恒常性を保とうとする（ホメオスタシス：生体恒常性維持）

B: 病気は偏った生体が正常に戻ろうとする現象（治癒反応）（正常に戻す力が自然治癒力）

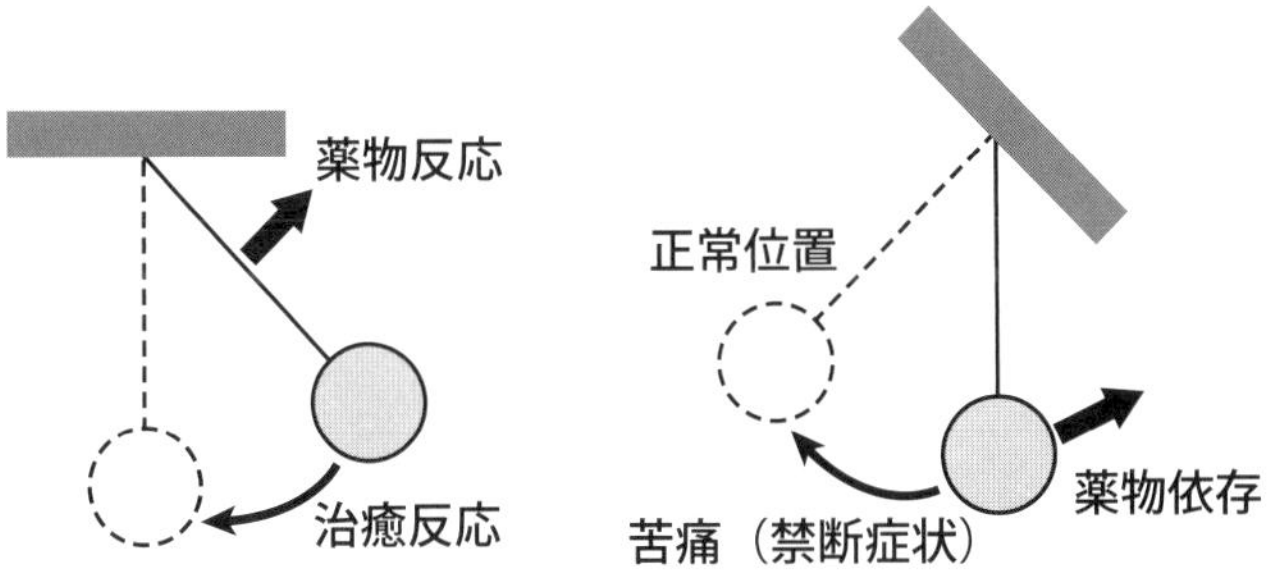

C：薬物療法（アロパシー）は自然治癒力に逆らう（"逆症療法"で病気を固定し慢性化させる）

D 薬物依存と禁断症状
薬物常用で、身体は薬物による固定状態（中央）をホメオスタシス（生理均衡）と錯覚する。一方、本来の生理現象は、薬が切れると正常位置（左上）に振り子を戻そうとする。しかし、錯覚した身体は、それを異常と感知し種々の苦痛（禁断症状）が襲う。

〝発熱〟は、風邪の原因である病原体のウイルスや細菌を殺すため体温を上げるのだ。さらに、免疫力を上げるためだ。体温が上がるほど免疫力は増大する。

〝咳〟は、ウイルスや細菌など病原体が出した毒素を排出する反応である。

〝下痢〟も、同様に体内から、病原体の毒素を速やかに排泄するために起こる治癒反応だ。だから、風邪という病気で現れるすべての「症状」は「病気」が治るための治癒反応だ。つまり、「振り子」を正常に戻す働きをしている。

「だから、治癒反応を止めてはいけない」(安保博士)のである。

「命の振り子」を止める薬はいらない

▼「症状」を攻撃する過ち

ところが、西洋医学は、ここで致命的な過ちを犯している。

すなわち、これら〝発熱〟〝咳〟〝下痢〟など、治癒反応を各々「病気」と勘違いしたことだ。つまり……


西洋医学は「症状」を「病気」と、とらえる。

東洋医学は「症状」を「反応」と、とらえる。


どちらが正しいかは、もはや言うまでもない。

たんなる「治癒反応」を「病気」と勘違いした西洋医学は、各々の症状を攻撃する。

それも、薬物によって攻撃するのだ。これが薬物療法である。「症状」に対して攻撃を仕掛けるので、対症療法とも言う。

こうして、西洋医学は、〝発熱〟には解熱剤、〝咳〟には鎮咳剤、〝下痢〟には下痢止めで立ち向かう。「病気」の風邪を治すための「治癒反応」を、病気と勘違いして、各々攻撃する。つまり、「振り子」を逆向きに押し返そうとする。だから、これを逆症療法とも呼ぶ。「治癒反応」は阻害され、「振り子」は固定されてしまう。

つまり、正常な位置（健康状態）に戻れない。つまり、「病気」は治らない。つまり、固定化（慢性化）する。それが続くと悪性化していく。最悪は死である。

それが、いわゆる薬毒死である。別名、〝薬殺〟とも言う。

治癒反応を〝攻撃〟する薬の狂気

▼〝薬信仰〟は崩壊する

つまり、本来、治癒反応である「症状」を攻撃する薬物療法は、自然治癒力を殺《そ》ぐ作用しかない。これは、西洋医学の致命的な誤りだ。

薬は病気を治せない。薬は病気を悪くする。

あなたが信じてきた〝薬信仰〟は、この一瞬で、音を立てて崩壊するはずだ。

あなたは、手元の薬をゴミバコに放り込みたくなったはずだ。それは、正しい。

この「命の振り子」理論に対して、西洋医学の側から、一切反論はない。

自然治癒力については、有名な箴言《しんげん》がある。

「人間は、生まれながらにして、体内に一〇〇人の名医を持っている」

古代ギリシャの医聖ヒポクラテスの言葉である。「一〇〇人の名医」とは、言うまでもなく自然治癒力のことである。さらに、医聖はこう戒めている。

「我々医者がなすべきことは、これら〝名医〟の手助けにすぎない」

つまり、医者が行うべきは自然治癒力がよく働くように助けることである。そして、その働きを妨げてはならない、と厳しく戒めている。

▼エライ先生は認めない

なら、西洋医学の薬物療法は、どうか？

まさに、医聖の戒告を無視して、自然治癒力を真っ向から妨害しているではないか！

それは、薬物療法による「命の振り子」の阻害で明らかだ。つまり、西洋医学は、生命の真理、原理を踏みにじり、「病気」を治すどころか「悪化」させる働きしかしていない。

メンデルソン博士（前出）が「現代医学の神は死に神」と断じたのも、道理だった。

死に神が司《つかさど》るのが、現代医療なのだ。病院が死の教会と化しているのも当然だ。

薬物療法は「病気」を治せない。悪化させる。

「命の振り子」の原理を知れば、小学生でも、たちどころに理解できる。

しかし、このシンプルな原理を、大学医学部の教授クラスは、理解できない。

いや、理解したくないのだ。なぜなら、理解し、認めた瞬間に、彼らが営々として築いてきた権威、地位、名誉そして収入が、音を立てて崩壊してしまうからだ。

早く言えば面子《めんつ》と金欲である。

白衣を着て、エリート然としているエライ先生方は、小学生にももとる連中なのだ。

そんな輩《やから》が、日本の約四〇兆円もの医療費の、甘い蜜に群がっている。あなたは、そんな醜悪な現実を受け入れることができるか?

はっきり言おう。自然治癒力を認めず、阻害する西洋医学は、もはや根底から崩壊を始めている。それに基づく現代医学もまた大崩壊する。

それは、もはや避けられない。白い巨塔のエライ先生たちより、なにより患者のほうが、目覚めてしまったのだ。もはや、死に神が支配する〝死の教会〟に、望んで足を運ぶ愚か者はいなくなる。それは、もはや時間の問題であろう。

薬物療法には五つもの落とし穴がある

▼この恐るべき罠を見よ

薬物療法の欠陥は、自然治癒力の阻害だけではない。

ここで、その罪状を列記しておこう。

（1）自然治癒力の阻害
（2）「副作用」の被害
（3）「薬物耐性」の罠
（4）「薬物依存」地獄
（5）「耐性菌」の出現

まず、あなたは信じられるか？

西洋医学は、自然治癒力の存在を否定していることを……。

私は、大学医学部の授業で、自然治癒力について、一時間も教えていないことに、心底驚いた。「自然治癒力の講座がない⁉」。ある高名な医者に尋ねた。

――大学医学部で、自然治癒力について、教えていないのは、なぜですか？

「そりゃあねぇ、患者がほっといても、自然に治っちまうなんて教えてごらん。医者も、クスリ屋も、オマンマの食い上げだよ」（笑）

これには、私も苦笑いするしかなかった。

試みに、現代医学のバイブルとも言える『医学大辞典』（南山堂）で「自然治癒力」を引いてみて、愕然とした。項目が削除されている！　慌てて「治癒」の項目を引いた。それすら、項目がない！

つまり、現代医学において、「自然治癒力」や「治癒」現象は……〝存在〟してはいけない……のだ。

自然治癒を否定！　西洋医学は最初からペテン

（1）自然治癒力の阻害

▼「生気論」を潰した「機械論」

西洋医学が自然治癒力を否定、黙殺している根本原因を突き止めることができた。

それは、今から二〇〇年近くさかのぼる。近代医学の原点がドイツにあることは、よく知られている。当時のドイツ医学界では二つの理論が対立していた。

それは、「生命と何か？」という根本的な議論だった。

一つの理論は「生気論」であった。それは、ヒポクラテス以来、医学界を支配してきた考えである。つまり「生命とは、化学や物理学的な手法では解明できない力（生気）により支配されている」というもの。「生気」は「霊氣」などとも呼ばれる。それは東洋思想の「気」と同じ概念である。

これに対して、当時、産業革命に刺激されて台頭してきた理論が「機械論」である。つまり「生命も物体であり、科学的手法で解明しうる。モノなので、自然に治るなどといった神秘的な力が存在するはずがない」。

その急先鋒だったのが、当時、ベルリン大学学長まで歴任していたルドルフ・ウイルヒョウである。彼はドイツ医学界の重鎮であり、その影響力は絶大であった。

論争好きで、闘争的であった彼は、「生気論」者たちに論争を挑んだ。

「物理、化学で説明できない『生気』なるものが、存在するなら、それを科学的に証明してみよ」

▼生命理論を圧殺の暴挙

これは、まさに無理難題……「生気論」者が答えに窮しているのを見て、ほれ見たことか、とドイツ医学界のドンは、勝手に勝利宣言してしまった。

「『生気』などは存在しない。病気を治すのは、我々医者であり、医薬であり、医術だ」

このウイルヒョウの主張が、西洋医学のルーツとなっている。

それは、根本的に誤っていることは、言うまでもない。

その致命的誤謬は、自然治癒力の存在を否定したことに尽きる。指を切っても、いつの間にか治っている。子どもでも知っている事実だ。西洋医学は、それを根本から否定したのだ。

あなたは、ただ天を仰ぐだろう。

自然治癒力の根幹には、ホメオスタシス（生体恒常性維持機能）の存在がある。これは、生命の根本原理だ。単細胞から多細胞の高等生物にまで共通する。つまり、生命体は「常に正常な状態に戻ろうとする」働きがある。その根本原理をウイルヒョウは、真っ向から否定したのだ。まさに、幼稚と言うより狂気だ。

世界の医療利権を支配、ロックフェラーの野望

▼「石油王」から「医療王」へ

このウイルヒョウの狂った勝利宣言を、拍手で迎え、称賛したのが、石油王ロックフェラーである。彼は、ウイルヒョウに〝近代医学の父〟の称号を授け、世界医学界

の頂点に君臨させたのである。

数万トン単位で採掘した石油を、数ミリ単位の医薬品にして販売する。そうすれば、目も眩《くら》む利益が転がり込む。石油王は、そう考えた。

こうして「石油王」は、世界の「医療王」の玉座を手にするのである。しかし、「医療王」を正確に呼べば、それこそ国際医療マフィアの首領《ドン》そのものだ。

なにはともあれ、薬物療法は、近代医学の中枢の地位を独占するに至った。

医療マフィアの策謀は、それに留まらなかった。

当時、ヨーロッパの医学界には、彼らにとって、邪魔者がいた。それは、伝統的な医療学派だ。

▼伝統四医学の弾圧、排斥

一九世紀半ばまで、ヨーロッパ医学界には、①ナチュロパシー（自然療法）、②オステオパシー（整体療法）、③サイコパシー（心理療法）、④ホメオパシー（同種療法）、⑤アロパシー（薬物療法）が、共存していた。

そして、⑤アロパシー（薬物療法）以外は、医聖ヒポクラテスが薫陶したように、「一〇〇人の名医＝自然治癒力」を助けるものだった。

しかし、西洋医学は、薬物療法と組んだロックフェラー財閥、つまり、国際医療マフィアに乗っ取られてしまった。さらに、欧米列強の各国も、彼らと強く癒着していた。なぜなら、ロックフェラーは、国際秘密結社フリーメイソンの中枢を掌握しており、列強各国も、その影響下にあったからだ。

こうして、伝統医療の四流派は「非科学」「迷信的」などのレッテルを貼られ、徹底的に弾圧、排斥された。そうして、近代医学は、世界の医療利権を独り占めにして、今日に至る。

だから、一九世紀以降の世界医療利権を制圧したのは、まずロックフェラー財閥である。さらに、それに連なるロスチャイルド財閥。現在、世界の医療利権も、この〝双頭の悪魔〟により完全支配されている。

結論――現代医学の最大にして致命的な欠陥、自然治癒力の否定は、〝医学の父〟ウイルヒョウによってなされた。

すなわち、現代医学は、その礎石からヒビ割れているのだ。大崩壊するのも当たり前である。

薬の〝効能〟とは毒反射。全身の臓器が悲鳴

(2)「副作用」の被害

▼〝毒〟反射だから当然起こる

薬物療法の二つ目の欠陥だ。薬に副作用は免《まぬが》れない。

それは、そもそも薬自体〝毒〟だからだ。薬の開発として、次のようなものだ。

たとえば、毒物Aを人に投与したとする。すると、人体には、ホメオスタシス(生体恒常性維持機能)が備わっているので、毒物Aに対して恒常性を維持するため、反応する。これが、毒物反射である。それも、人体のあらゆる組織、器官で起こる。

たとえば、Aの投与により、その毒物反射で、一時的に血圧低下が起こったとする。

それを見た研究者は、小躍りして喜ぶ。

「この物質Aには、血圧降下作用があるぞ！」。早速、製薬会社はAを「降圧剤」として申請し、新薬にして、荒稼ぎする。その血圧降下作用が、生体の毒物に対する反射作用にすぎない、などとは関係ない。

血圧が下がれば「降圧剤」で売れるのだ。しかし、〝毒〟反射は血圧だけではない。〝毒〟Aが脳に行けば頭痛、胃に行けば吐き気、腸に行けば下痢、心臓に行けば頻脈……。なぜなら、〝毒〟が全身を回れば、全身の組織、臓器が反応し、悲鳴を上げるからだ。

ところが、製薬会社が求めているのはAの「降圧作用」のみ。だから、メーカーは、それを「主作用」と呼ぶ。しかし、全身の組織、臓器の〝毒〟反射で、様々な症状が現れる。彼らは、それを、ひとまとめにして副作用と呼ぶ。こちらは、できるだけ、消費者、患者の目には触れさせたくない。

しかし、Aを投薬すれば、これら数多くの副作用群は避けられない。よく、「医薬品添付文書」などで副作用一覧を見ると、その多種多様さに驚く。しかし、これも無理はない。全身の組織、臓器が反応するのだから、厳密に言えば数十どころか数百でもおかしくない。

しかし、製薬メーカーにとって、副作用が続発することは、願ったり叶ったりなのだ。なぜなら、各種の副作用症状が出るたびに、それに対応する新たな薬剤を投与することができる。そして、また副作用群が……それに対応して……。こうして、投薬の種類はネズミ算的に増えていく仕組みである。まさに、メーカーは笑いが止まらない。会社は極楽、患者は地獄だ。

生き延びるため耐性獲得、増量してさらに売れる！

(3)「薬物耐性」の罠

▼売り上げ増で会社は極楽

生命は、どんな環境でも生き延びようとする。

薬毒Ａを投与された場合も同じだ。最初は、その〝毒〟に対して反応する。それは、〝毒〟反射の主作用だ。メーカーの狙いどおり血圧が下がったとしよう。しかし、生命は外部の刺激に対して、耐性を獲得する。そうして、生き延びようとするのだ。

薬毒Ａに対しても同じだ。その毒性刺激に対して、生体は次第に抵抗力を獲得していく。つまり、〝毒〟刺激に反射しなくなる。それは、主作用である血圧降下が現れなくなる、ということだ。これが、「薬物耐性」である。

しかし、これで製薬メーカーは、大いに助かる。なぜなら、薬剤Ａを一単位投与して効かなくなれば、二単位に増量できる。それが効かなくなれば三単位……。どんどん、増量のきっかけと言い訳ができる。

まさに、「薬物耐性」様々だ。

ここでも、会社は極楽、患者は地獄なのである。

禁断症状で、死ぬまで売れるぞ、大儲け

(4)「薬物依存」地獄

▼切れると襲う禁断症状

これも、薬物という〝毒〟を投与された生体が、生き延びる手段だ。

生体に最初、〝毒〟Aが注ぎ込まれると、「命の振り子」は右に傾く。それを、正常位置に戻そうとしたときに、治癒反応である症状が発生する。しかし、これは一時的に〝毒〟Aが侵入したときの話だ。常に〝毒〟Aが体内に注ぎ込まれると、生体にとって、振り子が傾いた状態が、まさに常態となる。すると、生体は、傾いた状態を〝正常〟と錯覚するのだ。言い換えれば、傾いた位置を〝正常〟ということにして、生命活動を営むようになる。ところが、生体には代謝機能がある。人間なら肝臓、腎臓だ。投与された〝毒〟Aも肝臓で解毒され、腎臓から排毒される。すると、体内から

Aは消え失せる。

すると傾いた振り子の均衡が崩れ、本来のあるべき正常位置に、振り子は向かう。

しかし、生体は、傾いだ位置を〝正常〟と錯覚している。そのため、振り子が正常位置に戻ろうとするとき、生体はそれを〝異常〟と錯覚して、苦痛、苦悶、不安などに襲われる。それが、禁断症状のメカニズムである。

まさに、薬物依存の恐ろしさ。

たとえば、麻薬の中毒患者は、そんな時慌てて麻薬を打つ。すると、振り子は、架空の〝正常〟位置に戻り、安らぎが戻ってくる。〝毒〟Aの「薬物依存」も同じ。薬剤Aを服用するだけで、禁断症状の苦しみは、嘘のように消え失せ、ハッピーになれる。

これもまた、製薬メーカーにとっては、嬉しい症状だ。

死ぬまで、薬物依存でAを消費してくれるからだ。ここでも会社はハッピー、患者は地獄だ。

病原菌が耐性獲得し、人類へ反撃を始めた

(5)「耐性菌」の出現

▼夢の特効薬！ 抗生物質

これも、薬物療法がかかえる難題だ。

抗生物質などが、その典型。病原菌を薬物で攻撃して、感染症を治療する、という名目で抗生物質がもてはやされた。ペニシリンなど、その最たるものだ。戦後の一時期、「これで、人類は病気から解放される」と、本気で信じた医学者も数多くいた。

それほど、抗生物質の効果は劇的だった。しかし、夢はいつまでも続かなかった。まず、抗生物質による副作用が、患者を襲った。抗生物質という言葉自体、生命に対抗するという意味だ。つまり、本質は〝毒〟なのである。細菌を殺す、ということは、人体の細胞も攻撃を受ける、ということだ。たとえば、強力な抗生物質ストレプトマ

イシンは、難聴患者を続出させた。他の抗生物質も、数多くの副作用患者を生み出したはずだ。

しかし、〝夢の特効薬〟のイメージダウンにつながる。そこで、世界中のメディアで報道管制が敷かれたであろうことは、想像に難くない。

なにしろ、ロイター、AP、AFPなど世界の通信社の九割以上が、ロックフェラー、ロスチャイルド両財閥の私有物なのだ。〝かれら〟に都合の悪い情報は、そもそも、出口からシャットアウトされているのだ。真実の報道などされるわけがない。それは、現代もまったく同じだ。

しかし、九九％の人類は、真実が流されると信じて、テレビに見入り、新聞を開いている。哀れな猿以下の光景だが、御本人たちは、死ぬまで、そんな奴隷か家畜のような無知の状態に気付きもしない。

▼耐性菌が大発生し反撃

さて――。

耐性菌の話に戻る。隠蔽された抗生物質の副作用と、もう一つ、欠点が潜んでいた。それは、耐性菌の出現である。

農薬を撒《ま》けば、害虫は絶滅したかに見える。しかし、一部は自らの遺伝子（DNA）を変化させ、農薬への耐性を獲得して、翌年、大発生して、農家を悩ませる。いわゆる農薬ジレンマ。同じことが抗生物質でも起こる。

病原菌は、抗生物質の〝毒〟で絶滅したかに見える。しかし、一部は生き残る。それも、抗生物質への耐性を獲得して……。

こうして、抗生物質の乱用は、抗生物質への強力な抵抗力を獲得した病原菌の大発生を、自然界に促してしまった。これも、因果応報である。こうして強力な耐性を獲得した病原菌が、再来襲して人類を苦しめている。それに対して、農家が強力（猛毒）な新たな農薬で対抗したように、製薬メーカーも新たな猛毒の抗生物質を開発して対抗するしかない。ここでも、新たな新薬マーケットが生まれることになる。

またもや、メーカーは万歳、患者は地獄なのだ。

第10章

「検査」を受け、カンオケで帰る……

――「検診」の正体は、病人狩りの仕掛け罠だ

「受けるほど早死に！」予防医学の結論だ

▼ちょっと出かけ遺体で帰宅

「ちょっと検査に行ってくるワ……」

それで、遺体で帰ってくる。

その悲惨な事例は、すでに何度も述べた。年配者は、「検査」と言うと昔の健康診断くらいを連想して、気楽に出かけてしまうのだ。昔の診断は、のどかなものだった。聴診器を胸に当てて、「ハイ、息を大きく吸って……」と年配の医者が上目使いに見ている。あるいは、胸に手のひらを当てて、その上を指でトントンと叩いたり。その反響音で病気の有無を確認しているのだ。しかし、こんな経験に頼るような診断は、もはや皆無だ。

瀟洒《しょうしゃ》な病院の建物には、最新鋭の機械が完備され、コンピュータに接続されている。だから、まず、このSF映画のような設備に、圧倒されてしまう。これなら間違いない。そう思った瞬間に、あなたの悲劇は始まっている。

「どんな検診も受けてはいけません！」

このアドバイスを頭に叩き込んでほしい。元新潟大学教授で、日本の予防医学の権威、岡田正彦博士の忠告だ。

私は直接、その訳を質問した。回答は明解だった。

「どの検診も、受けた人ほど早く死んでいるからです」

早く言えば「寿命を延ばす効果はない。それどころか、受けたために早死にする」

▼長生きしたけりゃ受けるナ

なぜ、あなたは「検査」を受けるのか？

「病気にかかりたくないから」

では、なぜ病気にかかりたくないのか？

「できるだけ長く生きたいから」

誰でも、そう答えるだろう。健康で長生きしたいから、検査を受けるのだ。

それが、受けたために不健康になり、受けない人より、早死にする。

そう岡田博士は、断言しているのだ。エエッ……そんな馬鹿な話があるものか！

あなたは、耳を疑うはずだ。しかし、岡田博士は、世界中の文献を徹底的に調査した結果、この結論に至った。まさに、反論の余地はない。

博士は、その膨大な研究結果を一冊の本にまとめている。

『検診で寿命は延びない』（ＰＨＰ新書）。

「健康診断、人間ドック、メタボ健診、脳ドック……。日本では、様々な健診・検診が整備されており、早期発見・早期治療を合言葉に数多くの人々が受けている。ところが、定期的に検診を受けている人のほうが、寿命が短いという、大規模調査の結果も出ているのだ」（同書）

つまり――検診を受けた人ほど早く死ぬ――。

あなたは、ビックリ仰天だろう。

「初めて聞いた！」「知らなかった！」

それは、なぜか？　新聞やテレビが、これらの真実を流さないからだ。政府が、本当のことを国民に伝えないからだ。

教育で、きちんと教えないからだ。

マスコミ、政府、教育は、すべて嘘をつく

▼新聞、テレビは支配の道具

なぜ、マスコミや政府や教育が、こんな大切なことを国民に伝えないのか？

彼らは、とっくの昔に、地球を支配する〝闇の勢力〟の支配下にあるのだ。こう言うと、陰謀論と嘲笑する向きもある。

しかし、それは事実だから仕方がない。

世界を支配するのは富を独占する勢力だ。ロスチャイルド財閥は地球の富の七割を、ロックフェラー財閥は一割以上を支配しているという。彼らは、数百年にわたって世界を支配してきた秘密結社フリーメイソンの中枢勢力イルミナティであることも、すでに述べた。つまりは人類の九九％は、〝かれら〟一％に支配されている。だから、「か

れら〟が支配する医療利権に都合の悪い情報は、マスコミ報道などから、注意深く除去される。

岡田博士は、お会いすると、すぐにわかる極めて真摯で誠実な学者だ。

だから、検診は無意味と、医学利権と真っ向から対立する真実も、著書で訴えておられる。しかし、〝闇の勢力〟にとって、このように本当のことを言う学者は目障りだ。よって、メディアで黙殺する。あるいは、不当な圧力をかけて研究を妨害する。

それは、あらゆる分野で行われている言論弾圧なのだ。

あなたが日常、読んでいる大新聞やNHKをはじめ、テレビニュースなどは、すべて、〝かれら〟の検閲の濾過《ろか》フィルターを通した情報でしかない。

▼騙されるな、獲物になるな

だから私は「新聞は読むな」「テレビは見るな」「NHKの受信料は払うな」と日頃呼びかけている。
さて――。岡田博士の話に戻ろう。それは、研究者として実に正直な意見だ。

「……検診や治療にともなうリスクはかなり大きい。それは海外では認識されていても、なぜか日本では知られず、検診推進派の意見ばかりがまかり通っている。自分の身を守るために、本当の知識を知っておきたい」(同書)

検診推進派の意見ばかりまかり通るのは、検診が――病人狩りの仕掛け罠――だからだ。

理由は、ただその一点に尽きる。だから、検診を受けた人……罠に掛かった人ほど早く死ぬのも当然ではないか。なら、罠に掛からないように注意する。それは、身を守る上でのイロハである。

岡田博士には『ガン検診の大罪』(新潮選書)という警告書もある。

タイトルからも、博士の危機感が伝わってくる。

「受けると危険! 早期発見の効果を疑え! 薬で血圧を下げても長生きできない。メタボ健診は、無駄に病人を増やすだけ。『早期発見・早期治療』は大間違い――ガン検診の有効性を示す根拠は、存在しない。

降圧剤、糖尿病・高脂血症治療薬の長期服用がもたらす、思いもよらぬ副作用。そして、国民の過半数が異常と判定されかねない、メタボ健診の不可解な基準値……。統計データの詳細な分析によって、現代医療の陥穽を警告し、予防医学の立場から、本当の医療とは何かを問う」（同書）

PET検査はペテン、メディアは騙されるな

▼人間ドックが病気を作る

勇気ある医師たちは、さらにいる。

『健康診断・人間ドックが病気をつくる』（中原英臣他著　ごま書房）

そこでは、人間ドックなどの〝仕掛け〟を解説している。

「……人間ドックの最大の目的は、患者という名の『客集め』です。人間ドックでは検査をするだけで治療をすることはありません。そのため、人間ドックを行っている病院は、『要再検』や『要精検』という名目で、受診者を呼び付け、そのうえで少しで

も患者を増やしたいのです」（同書）

中原医師らは、PET検査のデタラメさも告発している。

かつて「一ミリのガンも発見する！」と大々的にもてはやされたPET検査。しかし、それはペテンの極みだった。その原理は、ガン細胞はブドウ糖を〝主食〟とするので、ブドウ糖に放射性物質をくっつければ、ガンのある場所が特定できる……という発想で開発された。しかし、それはアイデア倒れ。

▼一〇万円をドブに捨てる！

ブドウ糖が集まる場所は、ガンだけではない。脳はブドウ糖のみを栄養素とする。炎症がある場所もブドウ糖が集中する。肝臓はブドウ糖の倉庫のようなもの。排泄器官の膀胱にも集まる。こうして、人体をPETで写すとさながら満天の星……。どれがガンやら、わからない。こうして、PETによるガン検診は、誤診だらけとなる。虫歯や扁桃腺炎をガンと誤診したという笑い話も。

さらに、ガンの見逃し率が八五％……（がんセンター調査報告）。

なかには三センチのガンも見逃していた例も。「一ミリのガンも見逃さない」は、真っ赤な嘘だった。だから、国際的には、信頼性はほとんどゼロ。欧米では無視されている。

「ガン検診にPETを使っているのは、日本以外の国では韓国と台湾ぐらいです」（同書）。

それでも、PET検査に一〇万円ナリのお金を払って受診する日本人は、あとを絶たない。まさに、無知ほどコッケイなものはない。

最も怖いCT検査、ガン患者一割が発ガン！

▼「とりあえずCT」の罠

「ちょっとCT」「気楽にCT」……病院は、すぐにCT検査を勧める。

それは、装置の返済ローンが一億円超と極めて高いからだ。元を取るには患者に、かけまくるしかない。そこで「とりあえずCT撮っておきましょう」となる。

しかし、『放射線被ばく　CT検査でがんになる』（近藤誠著　亜紀書房）という告発書がある。CT検査でX線が使われている――と言うと、エッと、みな驚く。こんな本当のことも知らされていないのだ。だから、一般の人々は「レントゲンは、X線でガンになるから怖い」と注意する。しかし、CT検査を勧められると「ハイお願いします」となる。医者はあえて、CTはX線を照射することを、患者には伝えない。拒否されたら、ローンの支払いに困ってしまう。

CT検査は、人体に三六〇度方向からX線を照射して、内部の立体映像すら撮影することが可能だ。だから、レントゲン撮影をデジカメとすれば、CTはビデオカメラと同じ。それだけ、撮影枚数も多くなる。それだけX線の被ばく量もケタ外れ。最低でもレントゲン撮影の三〇〇倍は被ばくする。

▼X線被ばくは青天井

撮影精度を上げる。するとどうなるか？　それはビデオカメラの画素数を上げること同じ。つまり、Ｘ線被ばく量は、三〇〇〇倍、三万倍、三〇万倍……と跳ね上がる。Ｘ線検査技師や原発労働者などには、被ばく基準が定められている。しかし、なんとＣＴを受ける患者には、それがない！　放射線は青天井で当て放題なのだ。

どうして？と理由を訊けば、「治療だから、やむをえない」と恐ろしい回答が返ってくる。デジカメ、ビデオと同じように、ＣＴ検査も〝進化〟している。つまり、画面精度が向上している。なかに３Ｄ・ＣＴ検査なるものも。血管などが立体画像で見れる。

「スッゴーイ！」と感心している場合ではない。それだけ、もの凄い量のＸ線で患者は被ばくしているのだ。しかし、医師は絶対その事実を患者には告げない。

近藤医師の推定でも、すでに日本人のガン患者の一割以上が、ＣＴ検査のＸ線被ばくで発ガンしている。

つまり最低10万人は発ガンしている！

要するに、ＣＴ検査の本来の目的は、ガンを防ぐことではなく、ガン患者を大量生産することだったのだ。

病院は……詐欺師の巣窟、殺人者の館

▼どれもこれも罠だらけ

では――。

「検査」が、どれだけ〝仕掛け罠〟か、ザッと見てみよう。

- 肺ガン検診を受けた人は一・三六倍肺ガン死（九〇年、チェコリポート）。
- 「早期発見・早期治療」を訴えた東大の学者が、早期治療で壮絶ガン死。
- ガン患者一〇人に一人は、CT検査のX線被ばくが原因で発ガンしている。
- 「ガン細胞」に定義はない。病理医は〝気分〟で判定し、告知している。
- ガン医療は、良性〝がんもどき〟を「ガン」とごまかし荒稼ぎしている。
- 病院はガンでない患者を〝ガン患者〟に仕立て、一〇〇〇万円の荒稼ぎ。
- ある地域で集団ガン検診をやめたら、ガン死が六％から二・二％に激減。

・人間ドックは、世界で日本にしかない〝奇習〟。信者は毎年三〇〇万人!
・ドックは受診者九四%を〝異常〟と診断し、病院送りにする巧妙なトラップ。
・「脳ドック」「ガン検診」「メタボ健診」「定期健診」も仕掛け罠である。
・乳ガン、マンモグラフィ検査は有害無益。米政府ですら実質〝禁止〟だ。
・前立腺ガンの指標PSAマーカーは誤診を招き危険。米政府も警告する。
・高血圧基準を一八〇から一三〇に下げ、「降圧剤」で一兆円のぼろ儲け。
・コレステロール低下剤で筋肉が溶け寝たきりに。年に一万人が死んでいる。
・日本男性の〝前立腺ガン〟九八%は良性の〝がんもどき〟。悪性は二%。
・乳腺炎等を乳ガンと騙し切りまくる医者が横行。切除は証拠隠滅だった。
・初期胃ガンで胃を切除する〝異形上皮〟、欧米ではガンでないと帰される。
・大腸ポリープガンは即切除、欧米では「ガンでない。ノープロブレム!」。

……あなたは、ただただ、唖然呆然だろう。

あげていけばキリがない。現代医療が、どれだけ嘘とペテンに満たされているか、その一端が、わかるはずだ。まさに、病院こそは……詐欺師の巣窟、殺人者の館なのだ。

大往生のお年寄り八割に〝ガン〟があった！

▼毎日五〇〇〇ガン細胞が生まれる

ガン検診が、いかにコッケイで無駄なものか？

その証拠がある。大往生のお年寄りの八割にガンがあったのだ！

まず、その前に、いったいガンとは何か？を知っておくべきだ。近年、人間の体の中には、赤ん坊からお年寄りまで、平均して、一日に約五〇〇〇個のガン細胞が生まれていることがわかっている。そして、通常の成人なら、体内に数百万から数億個のガン細胞があるのが、当たり前なのだ。それで、どうしてガンが発症しないのか？

それは、ガンを攻撃する免疫細胞（NK細胞）が体内をパトロールしているからだ。

NK細胞は、ガン細胞を発見するや、攻撃して、その内部に三種類の毒性たんぱく質を注入して瞬殺する。実に頼もしい味方である。ちなみに、NK細胞は、大いに笑うと六倍も増えることが確認されている。

だから、ガン治療に最も有効なのは〝笑う〟ことなのだ。これなら、お金もかからず、副作用もない。ただ、楽しいだけだ。まさに、お勧めのベストのガン治療なのだ（参照、拙著『笑いの免疫学』花伝社）。

▼ガンと平和共存している

さて、ガン細胞と言っても十人十色どころではない。近藤誠医師によれば百人百色、それどころか千人千色かもしれない。とにかく、その大半は、おとなしいものが多い。いわゆる良性である。近藤医師は、それを〝がんもどき〟と呼んでいる。

「老衰で亡くなられたお年寄りを解剖したら『約八割乳ガンがチラホラあった』という報告があります」

これは、生きがい療法で有名な昇幹夫医師のコメント。

「それも、みなさんガンで亡くなったたんじゃない。見事な大往生です。だから、老人になったら、ガンがあるのが当たり前なのです。平和共存するんですよ。だから、なんでもかんでも全部、潰すというあの発想は間違いです」

近藤医師も同様の考えだ。

「ガンが胃、甲状腺、前立腺、乳房など、体のどこかに潜んでいる人は非常に多く、詳しく調べれば、過半の人にあるはずです。見方を変えれば人々はすでにガンと共存し、共生しています。密かに共生しているものを、暴きたてようとすれば、どこかに無理がくるわけです」

なまじ〝発見〟されたら、それから先は生き地獄……。超猛毒の抗ガン剤で〝毒殺〟か、超有害な放射線で〝焼殺〟か、不要な手術で〝斬殺〟か……無残な死が、その先に待っている。

私が拙著で『ガン検診を受けてはいけない⁉』（徳間書店）と訴えたのも、その理由からなのだ。

目覚めた医師たちは、検診を絶対に受けない

▼受けない！と異口同音

私は『ガン検診を受けてはいけない⁉』で、七人の著名な医師たちにアンケートを取った。

「ご自分で、検診を受けますか?」。検診等について、質問してみた。

対象は――

＊安保徹氏（新潟大学教授、当時）、＊森下敬一氏（国際自然医学会会長）、＊真弓定夫氏（真弓小児科院長）、＊近藤誠氏（慶応大学講師、当時）、＊岡田正彦氏（新潟大学教授、当時）、＊鶴見隆史氏（鶴見医師クリニック院長）、＊宗像久男氏（ナチュラルクリニック院長、当時）。

(1) メタボ健診は受けますか?

・安保：受けない。けど、会社に勤めている人たちは受けないと、叱られるみたいだよ。

・森下：うちでは、胸部レントゲン写真などやってない。

・真弓：受けませんよ！　あんなもの。意味ない。聞くだけ野暮。
・近藤：ボクは定期健診も受けたことないからなぁ（苦笑）。
六人が受けない。
・岡田：イエスかノーかで言えば〝イエス〟になります。私は勤め人ですから法律にしたがって年一回健診を受けなくてはいけない。その一部が自動的にメタボ健診の一部として使われている。結果的に拒否できない。
教授は、職場健診で、強い発ガン性のあるX線検査が法的に強制されていることに、真っ向から反対している。「国が発ガン検査を強制している。私の生きている間に、絶対にやめさせたい」（同教授）。

（2）ガン検診は受けますか？

・安保：絶対受けない！　検診をやるとストレスでガン発生率が上がる。漫画みたいな話。だから受けてはダメだ。
・森下：へたに見つけられ治療をやるとマイナスになる。早期発見、早期治療、早期死亡……になる（苦笑）。「ガン検診はやめなさい」と患者さんには言っている。
・安保：受けない。けど、会社に勤めている人たちは受けないと、叱られるみたいだよ。
・真弓：メタボよりなお悪い。肺ガン検診でガンになってる。欧米では定説です。レントゲン当てることが問題。
・安保：受けない。けど、会社に勤めている人たちは受けないと、叱られるみたいだよ。
・近藤：ガン検診？　受けてません。
・岡田：無意味なので、受けません。
・鶴見：受けません。ガン検診は無効データが出ている。X線被ばくが増ガンする。
・宗像：受けない。引っかかったら、抗ガン剤、放射線でやられるから。彼らは治療法も知らない。

（3）定期健診は受けますか？

・安保：受けない、受けない！　四〇歳で痛い目にあったからサ（笑）。もう検査はこりごりだ。知らぬが仏でこの世を去りたい。最高の悟りだよ。
・森下：全然やらない！　化学薬剤をもたらす条件作りです。日本に限らず欧米も、文明都市そのものが、病気製造の培養器になってる。マスコミも病気製造システムです！
・真弓：いりません！　私、五〇年間、定期健診を受けてません。企業で健康診断を義務付けているが、とんでもない！　やらせるのは医者とクスリ屋ですね。
・近藤：受けてませんね（苦笑）。ただ、あまり受けない人だらけだと、締めつけが厳しくなる。
・岡田：前の回答どおり。受けません。
・鶴見：受けたことは二〇年もありません（笑）。

（4）人間ドックは受けますか？

・安保：危険だね。〝正常値〟自体が、いっぱい怪しげだ。〝正常値〟の設定が完全に狂っている。基準値が異常なんだ。だから病人作るための検査になってる。行く人が減れば自然消滅しますよ。

・森下：治療法がないんだから、人間ドックで五ミリのガンが見つかりましたでは、それこそ災難だ（大笑）。抗ガン剤投与で、悪性化して大きくなっちゃう。放射線もそうですね。

・近藤：受けません。有害無益です。人間ドックは日本だけですよ。

・岡田：自分から受けることは、ありません。

・鶴見：全部、マーケティング。要するに薬剤の顧客開拓。早く言えば金儲け。それでも気がつかない患者は馬鹿なんですよ。

・宗像：行きません。健康管理には投資していますから。

（5）ガイドライン作成医師と製薬会社の癒着は、どう思いますか？

・安保：そりゃ、癒着は日常茶飯事だ。同じ流れで医療も来てるからね。一般の人たちが目覚めなきゃダメ。船瀬さんの本を読めってことだ（笑）。

・森下：癒着は、もう昔から絶対にあるでしょう。そりゃあバレたらダメですよ。下手くそだねぇ、そりゃ（笑）。完璧に今までは、ほとんど裏で全部やってきているわけだから。でも、表面化することはよいこと。

・真弓：誰が作成しようと、それはお金儲け（苦笑）。八億円もらった？　そんなの当たり前。彼らは六五年間、やってきている。メタボ健診など、まだ軽いほうでしょ。

・近藤：高血圧学会だってなんだって、癒着しているでしょ。ないのがおかしい。

・岡田：私は、合法であろうと、企業と研究者は寄付金の受け渡しをしてはいけない、と思う。

・鶴見：医者とメーカーの癒着は抜き難い。三〇年前、病院に突然、違う抗生剤を使えと指令がきた。一瞬にして次の日から違う抗生剤になった。それは、完全に癒着以外の何物でもない。

（拙著『ガン検診は受けてはいけない⁉』徳間書店より）

――あなたは、これでも病院の門をくぐる気になりますか？

第11章

「降圧剤」は老人の薬漬けの第一歩

――「高血圧」は、菜食、少食だけですぐ治る

一八〇から一三〇へ！　ハードル下げて荒稼ぎ

▼老人二人に一人に処方

七〇歳以上の日本人で、二人に一人が「降圧剤」を飲んでいる！

まさに、老人薬漬けの象徴だ。

どうして、これほどの老人が「降圧剤」を飲んでいるのか？

「お医者様が、飲めと言ったから……」

またもや、ここでも、お医者様信仰。医者が右と言えば右。左と言えば左。なんでも医師の言うとおり。だって、病気を治してくれるのは医者だろう。そう口をとがらせる。

病気を治すのは医者でもない。薬でもない。病院でもない。あなたに備わっている自然治癒力だ。現代の医学は、その自然治癒力を助けるどころか、その自然な力を殺いでいる。　何十回、何百回も言っているうちに、こちらもくたびれてきた。

現代医学で評価できるのは緊急救命医療のみ……。そのことを、もう一度、頭に刻んでください。叩き込んでください。

まともな医者なら、「降圧剤」など処方しない。それどころか、「降圧剤」は飲んではいけない！と注意を促す。警鐘を鳴らす。

「薬で無理に下げると、体はそれに反発して、さらに上げようとする。最後は、体もくたびれて、薬に負けてしまう」（菅野喜敬医師、セントクリニック院長）

▼「降圧剤」転んで青アザ

「『降圧剤』は飲んじゃダメだ！」

首を振るのは安保徹博士（前出）。

「血圧が高いのは、それだけ血流が必要だから。それを薬で無理に下げると、なんとか血流を確保しようとして、心臓は速く打つ。ピッチで稼ぐんだな。すると、心臓に負担がきて、心臓が悪くなる。心肥大、頻脈など、心臓疾患のある人に、『降圧剤』を飲んでいる人が多い」

ちなみに安保博士は、私に「ちょっと触ってみろ」と脈を取らせた。その脈拍の強さにビックリ。「凄い血圧ですネェ！」と言えば、「二〇〇以上。これがオレの正常血圧さ」とニヤリ。

博士によれば、医学界で言う正常値なるものが〝異常値〟で、本当の正常値は、個々人で異なるという。私もそう思う。十人十色と言うが、生理的数値も個人差があるのが当然だ。これを、生化学的個性と呼ぶ。それをたった一つの数値を決めて、それ以下でも以上でも〝異常〟の烙印を押す。まさに現代医学そのものが〝異常〟極まりない。

その人に合った血圧を無理やり下げる。すると逆に、様々な危険（副作用）が襲いかかる。たとえば、血が脳に行かなくなり、一種の貧血状態になる。だから、「降圧剤を飲んだらフラフラする」……という人は実に多い。

私の知り合いの出版社の社長は、「足下がフラついて、これはやばい」とやめたら、めまいも治まった。やはり知人の年配女性は、目のまわりに酷い青アザで現れた。びっくりして訳を訊くと、「『降圧剤』を飲んだら、めまいがして転んでぶっつけたのヨ」。

「降圧剤」の恐ろしい副作用をじっくり話して聞かせたら、「やっぱりネ……。医者の言うことは聞くもんじゃないわネェ。恐ろしい」。

▼アッという間一八〇から一三〇へ

「降圧剤」の処方は、もはやコメディだ。

医者は、うなずきながら、厳かに言う。

「高血圧ですね……」

つまり、血圧が高い、と言う。なら、何に比べて高いのか？

「血圧正常値より、かなり高めですね」

この〝正常値〟なるものが、食わせものだ。戦後、一貫して高血圧の定義は数値が一八〇㎜Hg以上だった（収縮期）。ところが、その後、不可思議な現象が起こっている。

「最高一八〇が、なんと一三〇に！　基準操作で、〝病人〟作りは自由自在。血圧下げ過ぎ、脳梗塞、死亡率が上昇。高血圧のハードルを下げたのは誰だ？」（拙著『メタボの暴走』花伝社）

政府は、不可解な行動に出る。二〇〇〇年、突然、一八〇を一七〇に下げた。さらに二〇〇四年、一四〇……二〇〇八年には「メタボ健診」導入で一三〇に……。八年間で、高血圧の〝定義〟が、アッという間に五〇も下がった。

なんのために？　患者を大量生産して、荒稼ぎをするためだ。

▼患者大量生産の姑息テクニック

「ハードルを下げた主犯は、日本高血圧学会だ。やらせたのは厚労省と製薬資本。さらに、医師会も絡んでいるのは、間違いない」「ハードルを下げれば、それに該当する〝高血圧〟患者は急増（したことになる）。実に姑息な数字操作によるマジックだ。その結果、血圧一四〇レベルでも、全国で〝高血圧〟患者は推定で約三五〇〇万人に激増したコトになる。成人の三分の一が高血圧症にされてしまう」（同書）

さらに一三〇に下げたから〝患者〟は四〇〇〇万人突破だろう。まさに、高血圧患者を〝大量生産〟するための陰謀であることは、見え見えだ。

子ども騙し、と言うが、子どもでも引っ掛からない。小学生でも腹を抱えて笑うだろう。それを、大の大人が引っ掛かっている。不思議と思わず、医者の言うなり。真面目にセッセと「降圧剤」を飲む。その頭の中身は、もはや赤子レベルだ。

正常値のハードルを下げる。定義を膨らませる。

医療マフィアの病人狩りテクニックは、高血圧だけではない。糖尿病から高脂血症、脳梗塞とあらゆる疾患に及ぶ。ガンの定義すら例外ではない。

近藤誠医師（前出）は、「健診で見つかるガンは、ガンではない」と言い切った。私もそう思う。たんなる炎症や良性腫瘍も、すべて〝ガン〟というコトにしてしまう。患者も家族も怯《おび》えてすがりつく。それが狙いだ。それから、超高額の抗ガン剤、放射線、手術で荒稼ぎ……という寸法である。

癒着の証明、基準作成の教授に三億円！

▼企業・医師・行政慣れ合い

「……病気の定義を膨らませる。それだけ病人は増える。病人が増えれば薬処方も増

える。製薬メーカーや病院が儲かる。こういう図式である」（同書）

高血圧症の〝定義〟を具体的に明記しているのはガイドライン（指示書）だ。企業（製薬資本）、医師（大学教授）、行政（厚労省）の三位一体で作成するタテマエになっている。実質、作成しているのは製薬メーカーだ。エライ先生方は、たんなる名義貸しと考えたほうがいい。それで、一人当たり億単位の〝寄付金〟が製薬メーカーから振り込まれる。ガイドライン作りに関わった医師が、製薬メーカーから受け取った寄付金の一覧（メタボ基準作成関連で）。

松澤佑次・阪大名誉教授（当時、肥満学会会長）は、三億円以上の〝寄付金〟をもらっている。その他、一～二億円台がズラリ。これら〝寄付金〟額は、公開義務に基づいて公開されたもの。まさに氷山の一角。それ以外の〝便宜〟供与については、まったく不明である。

▼五倍死ぬ！「高血圧」治療

企業、医師、行政……三悪の一つ、行政つまり厚労省は、医療マフィアの中央司令本部である。つまり、悪魔の医療利権に完全に乗っ取られている。

その〝司令本部〟が、医療利権の陣頭指揮を執るのは、当然である。

だから、厚労省はこのように国民を脅す。

「高血圧はサイレント・キラー（静かな殺し屋）、自覚症状がないまま脳卒中、心臓病、腎臓病など命に関わりますヨ！」

それは真実か？　嘘八百である。

「近年、高血圧リスクは高まっていない」と断言するのは大櫛陽一教授（東海大、医学部）。

高血圧が「悪い」「危険」と言われる理由は「血管が破れる危険」があるからだ。しかし、大櫛教授によれば「脳血管は一八五以下では破れない」。

だから、古くから高血圧症の定義を「一八〇以上」としてきたことは、正しかった。

それどころか、薬で血圧を下げると、脳梗塞のリスクが高まる。

「『降圧剤』で下げ過ぎた方が、脳梗塞、死亡率上昇の報告がある」（同教授）

一八〇以上の高めの高血圧患者は、絶対に病院で「降圧」治療を受けてはいけない。

ナント死亡率が、受けない場合に比べて、五倍に跳ね上がるのだ（大櫛教授調べ）。

食わなきゃ治る高血圧！　三日で見事に下がる

▼少食、断食は万病を治す

それでも、血圧が高めだと「のぼせ」などの症状が現れることもある。

それと、感情の変化でも血圧が上がることも。いわゆる、瞬間湯沸かし器。カァーッとなるとカァーッと血圧も急上昇。このとき、脳の血管が切れたりすることもある。

だから、血圧も高めより、中くらいのほうがよい。何事も中庸が肝心である。

しかし、だから「降圧剤」に頼るのは具の骨頂。後述するように、それは、まさに〝毒〟の塊。五四種類もの副作用が警告されている。血圧を薬毒で無理に下げても、五四の副作用症状に襲われる。馬鹿馬鹿しいを通り越している。

高めの血圧を下げる。それは、実にかんたんである。

まず、第一の方法は少食である。

古代ヨガの教えに「ファスティング（少食、断食）は、万病を治す妙法」とある。

とくに、断食の効用は素晴らしい。万病の元とは、いったい何だろう？

それは〝体毒〟である。体に溜まった毒素が、病気の原因なのである。

では、体の中にどうして毒素が溜まったのか？　その最大原因が食べ過ぎなのだ。

新陳代謝の能力以上に食べる。すると、代謝しきれなかった食物、栄養素などは、老廃物として体内に蓄えるしかない。それは、体にとっては異物、毒物である。

全身の細胞から組織、器官にそれら〝毒〟が溜まる。そんな組織、器官は生命力を失う。そこにウイルス、細菌など病原体がはびこる。それを攻撃するため、白血球など免疫細胞が駆け付け、〝火炎放射器〟でこれら外敵を攻撃する。〝火炎放射器〟とは、わかりやすく言えば活性酸素だ。その炎は、ウイルスなど外敵だけでなく、自らの組織、器官をも攻撃してしまう。それが〝炎症〟なのだ。炎の症状――まさに、言いえて妙である。

だから、様々な病気は「××炎」という名称が付く。それは、めぐりめぐって、過食に原因がある。よって、少食、断食で身体へのインプットを減らしたり絶てば、残るはアウトプットつまり排毒が進み、体は自動的にクリーンになる。この自己浄化作用こそが、万病がファスティングで治る根本原理である。

▼少食三日で見事に改善！

だから、高血圧症もファスティング（少食、断食）で、嘘のように治る。

私は『3日食べなきゃ7割治る』（三五館）で、その原理を説いた。

「まったく御本の通りで驚きました！」

太田緑さん（五三歳）の体験だ。高血圧、高コレステロール症を改善する目的で三週間のファスティング（一日一食）に挑戦。アロエベラ・ジュースなどサポート・サプリを使ったマイルド方式である。

それでも、高血は劇的に改善した。

初日：一六三が、二日目：一五八、三日目：一四一、四日目：一三一、五日目：一二九
……と劇的に下がっていった。

「まさに、三日で血圧が改善したのです。ビックリです」（太田さん）

高血圧の専門医は、顔面蒼白だろう。一方は、五〇種を超える恐ろしい副作用を持つ〝薬毒〟「降圧剤」。他方は、三日間、一日一食にするだけ。その少食だけで、高血

圧は、これほど劇的に改善するのだ。〝毒〟の「降圧剤」を飲むことが、馬鹿馬鹿しくなる。まさに、知らないことは悲しい、悔しい。無知のため体を損ね、命を縮める。まさに、無知は罪なのである。そして、知ろうとしないことは、さらに深い罪なのだ。

早く言えば、「食わなきゃ治る高血圧！」。

アッケなさ過ぎて、申し訳ないくらいだ。食わなきゃサイフも助かる。体も助かる。血圧も下がり、体調は抜群となるからだ。

▼菜食で青年と同じ血圧に

もう一つ。快適に暮らしながら、血圧を下げる方法をお伝えしよう。

それが、菜食だ。肉や牛乳など動物食を控えて、穀物、野菜、果物など植物食中心の食事にする。すると、驚くべきことが起きる。

肉を常食する人は、歳を取るとともに血圧が上昇していく。これは、脂肪分（アテロー厶）が血管に沈着して動脈硬化を起こすからだ。血管が柔軟性を失う。すると、当然、血圧は高くなる。

それに対して菜食主義者（ベジタリアン）の血圧はなんと、約六〇歳以降は加齢とともに、逆に血圧は下がり続け、青年期と同じになる。これは、菜食にすると動脈硬化が進まず、血管が柔軟であることの証明だ。

だから、ベジタリアンは高血圧症状などとは無縁の人生を送れる。

あなたは、今からでも遅くない。血圧が気になるなら、まず、「降圧剤」とオサラバすることだ。そして、少食にする。それだけでも三日、四日で、その劇的な改善効果を体感することができる。さらに、菜食にすれば、血管は柔らかくなり、様々な高血圧リスクとは、まったく無縁の人生を送ることができるのだ。

「ディオバン」論文不正で一兆二〇〇〇億円の詐欺犯罪！

▼五大学、論文ねつ造で荷担

「降圧剤」には、とんでもない医療犯罪が絡んでいる。

それが、ノバルティス社（以下ノ社）の「ディオバン」だ。

この「降圧剤」をめぐる論文不正事件こそ、まさに医療腐敗そのもの。それは、二〇一三年七月に発覚した。同薬剤の臨床試験に使われた患者の「血圧値データが操作されていた」というもの。さらに「脳卒中・狭心症の発症数」の臨床データが改ざんされるなど、不正がゾロゾロ。とくに問題視されたのが「ディオバン」の脳卒中や狭心症への〝著効〟データ。もともと「降圧剤」なのに「投与した患者に脳卒中・狭心症が激減した」という論文が、ねつ造として大問題になった。たとえば京都府立医大は「脳卒中・狭心症などが四五％低下」と論文に記載。東京慈恵医科大は「三九％減」としている。しかし、いずれも真っ赤な嘘。データねつ造などによるでっちあげ。その他、滋賀医科大、千葉大医学部、名古屋大医学部も不正に関与していた、と指摘されている。

これらの大学にはノ社から、以下の〝寄付金〟が振り込まれている。

京都府立医科大（三億八一〇〇万円）、東京慈恵医科大（一億八七〇〇万円）、滋賀医科大（六五〇〇万円）、千葉大医学部（二億四六〇〇万円）、名古屋大医学部

（二億五二〇〇万円）……。いずれも、億単位のケタ外れの〝寄付金〟である。

これは、ノ社に対して、なんらかの〝便宜〟を計った謝礼であることは、赤子でもわかる。

▼空前絶後の医療犯罪

ノ社は、これら大学医学部のでっちあげ論文を一二〇％活用した。それら〝効能〟論文を「ディオバン」パンフレットに特大で掲載し、「高血圧」だけでなく「脳卒中・狭心症」にも著効！と、全国の病院に販促したのだ。
「その販促ＰＲパンフには、世界の一流科学誌に掲載された大学の〝効能〟論文などが麗々しく取り上げられた。まさに五大学の〝素晴らしい〟臨床データと権威ある科学誌の効果は絶大だった」（拙著『ＳＴＡＰ細胞の正体』花伝社）
驚くことに、これらインチキ効能ＰＲ作戦が功を奏し、「ディオバン」は年間一〇〇〇億円以上を売り上げ、一〇年超で、なんと一兆二〇〇〇億円も荒稼ぎしたのだ。まさに、空前絶後の詐欺犯罪と言うしかない。

その意味で、罪の底無しの深さは、STAP細胞騒動で学界を石もて追われた小保方晴子さんの比ではない。

しかし、不可思議にことに、ほとんどのマスメディアは、このノバルティス・スキャンダルには異様な沈黙を保ったまま……。国民は、うら若き一人の女性研究者には、よってたかって石つぶてを投げて、その落ちぶれた姿を嘲弄した。しかし、一兆円を超える空前の詐欺犯罪には気付きもしない。怒りもしない。愚民とは、このような連中を言うのである。

降圧剤「ディオバン」致死率三〇%の隠れた恐怖

▼メディアも沈黙、巨大悪事

この詐欺商品「ディオバン」は、むろん恐るべき〝毒〟である。数十もの副作用群がある。それらは、「医薬品添付文書」に表示・公開が義務付けられている。

ところが、ノ社は、さらなる〝毒性〟を、密かに隠していたのだ。

それは、「ディオバン」を服用した高血圧患者に思わぬ副作用が続発したことから露見した。それは、皮膚が広範囲にただれる異様な症状だった。

とりわけ衝撃的な副作用が「スティーブンス・ジョンソン症候群」（SJS：皮膚粘膜眼症候群）。それは致死率が約三〇％と驚くほど高い。さらに「中毒性表皮壊死融解症」（TEN）は、SJSが悪化したものだ。ノ社が極めて悪質なのは、これら致死率三〇％超とも言われる極めて重大な副作用を、薬事法で義務付けられている「医薬品添付文書」に、一切記載せずに隠してきたことだ。

「同社は、一〇年以上にわたって、この致死性『重大副作用』の存在を隠蔽してきたわけだ。一方で、ありえない脳卒中・狭心症への〝効能〟を五大医学部にでっちあげさせ、他方では死ぬこともある副作用を姑息に隠蔽していた。その悪辣さは底無しだ」（『STAP細胞の正体』前出）

しかし、この驚愕事実も、一部のメディアを除き、大半のマスコミは無視した。それも道理である。世界のマスコミは、とっくの昔にロックフェラー、ロスチャイルド両財閥の〝闇の支配〟に、完全に制圧され、たんなるマインド・コントロール装置と化しているからだ。

記憶喪失、心疾患、さらに肝・腎やられてEDに

▼まず「医薬品添付文書」を読め！

「ああ、俺の降圧剤は『ディオバン』でなくてよかった」

胸をなで下ろしている人もいるかもしれない。

しかし、その他の市販「降圧剤」も〝毒物〟であることに変わりはない。

医薬品の薬物療法そのものが、〝毒〟を生体に投与して、その毒反射を〝主作用〟（効能）として謳っているに過ぎない。だから、医薬品を手に取って「効能」欄を読むときは「毒反射」と翻訳すること。

代表的な「降圧剤」の副作用を列挙してみる（例、「ハイトラシン」医薬品添付文書より要約）。

■使用上の注意

慎重投与。以下の患者には慎重に投与する。

（1）重篤な肝・腎機能障害のある患者（薬剤の血中濃度が上昇する恐れがある）

（2）高齢者（過度の「降圧」は好ましくない。脳梗塞が起こる恐れがある）

※「降圧剤」の主要マーケットは高齢者。なのに「降圧は好ましくない」「脳梗塞を起こす」とは皮肉。この使用上の注意は、一切守られていないはず。

■「降圧剤」の重大副作用

（1）記憶喪失（頻度不明）：血圧低下に伴う記憶喪失などが現れる。

（2）肝機能障害（GOTなどの上昇を伴う機能障害。黄疸（頻度不明）。

※「降圧剤」そのものが毒物。〝毒〟をもれば肝臓がやられるのも当然。また「頻度不明」とは「多過ぎて書けない」と読み解ける。

■重要な基本的注意

（1）「妊娠中の投与に関する安全性は確立していない」

これは怖い。つまり、「降圧剤」には「奇形」「先天性異常」「流産」「死産」などを起こす恐れがある。それを、「医薬品添付文書」は、はっきりと〝警告〟している。

（2）「小児らに対する安全性は確立していない」

つまり、「強い毒物なので、子どもには飲ませるな」と注意しているのだ。

■副作用

あまりの多さに驚く。発症の多い順からあげてみよう。

①めまい（ふらつき感など含む）、②立ちくらみ（血圧を無理に下げるので当然）、③動悸（心悸亢進を含む）、④頭痛（頭が重い感じも含む）、⑤排尿障害（前立腺肥大症に伴う）、⑥貧血（赤血球現象なども含む）、⑦低血圧（血圧降下なども含む）。

■その他の副作用

①発疹、②そう痒（かゆみ）、③倦怠感、④脱力感、⑤発汗、⑥不眠、⑦冷感（冷え性）、⑧肩凝り、⑨眠気、⑩口渇（喉の渇き）、⑪浮腫（むくみ）、⑫不整脈（期外収縮・心房細動）、⑬胸痛、⑭頻脈、⑮肝臓、異常値多発、⑯腹痛、⑰下痢、⑱悪心（気分が悪い）、⑲便秘、⑳嘔吐、㉑食欲不振、㉒消化不良、㉓頻尿、㉔尿失禁、㉕腎臓、異常値多発（腎臓がやられる）、㉖ほてり、㉗しびれ、㉘鼻閉（鼻づまり）、㉙息切れ、㉚目の違和感、㉛羞明（まぶしさ）、㉜インポテンツ（ED、性的不能）……。

——最後に出てきたインポテンツ（ＥＤ、性的不能）に、ギョッとなった男性諸兄も多いだろう。必然の血圧を阻害する。ならアッチに血が行かなくなって当然だ。もう一度、これら「降圧剤」の副作用群を読み返してほしい。

詐欺商品「ディオバン」なら、これに致死率三〇％のスティーブンス・ジョンソン症候群（ＳＪＳ）が上乗せだ。

他方、あなたが少食、菜食にすれば、それだけで血圧は見事に下がる。こちらは、カネがかからないどころか、お釣がくる。副作用ゼロで、その他、万病（ガンすらも！）も一緒に治ってしまう。

どっちがまともか、おトクか？　もはや考えるまでもない。

第12章

食わなきゃ、誰でも治る「糖尿病」

——インスリン注射地獄で財布も体もボロボロ

「糖尿病は治らない」とのたまうエライ先生たち

▼一人も治せず自慢の不思議

「食わなきゃ治る！　糖尿病」

当たり前だ。なぜ、糖尿病になるのか？

食べ過ぎだからだ。なら、食べなきゃいい。子どもでもわかるリクツである。

それが、エライ先生方にはわからない。不思議だ。

糖尿病の〝専門医〟とか〝権威〟と称される医者に限ってこう言う。

「糖尿病は、治らないんです」

私は耳を疑う。どうして、治らないんですか？　こう聞き返してごらんなさい。答えは決まっている。

「教科書には、そう書いてある」

唖然としたあなたの顔が浮かぶようだ。しかし、目の前のセンセイは、肩をそびやかして自信満々だ。

つまり、この糖尿病の権威の先生は、一生の間に一人の糖尿病患者も治したことがない！　それを自慢げにのたまうのである。

その前で、ナルホド……とうなずく患者のあなたは、いったい何なのだろう？

まさに、それこそシュール・リアリズム（超現実）な光景と言わねばならない。

▼ボク偏差値高かったから

日本の、いや世界の医学の不幸は、まさにここにある。

教科書に書いてある。それが、彼らにとって絶対なのだ。教科書秀才という言葉がある。つまり、教科書に書いてあることを、できるだけ多く暗記した者が秀才の称号と誉れを勝ち取るのである。彼らの偏差値も抜群になる。

こうして、教科書秀才、偏差値秀才が大量生産される。彼らは、当然、一流大学を目指す。学部は、言うまでもなく医学部だ。教科書秀才の中でも、さらに優秀（？）な生徒は東大医学部を目指す。

そうして、合格した秀才クンの一人は、こう言っていた。

「なぜ医学部を目指したかって? だって、ボク偏差値がよかったじゃん」

つまり、偏差値が高かった。だから、東大医学部に入った。

彼は決して病気で苦しむ人々を救いたかった……なんて言わない。

難関の医学部受験を突破した〝かれら〟は、今度は、医学部の教科書に書いてあることの暗記に、これ努める。そうして、医師国家試験に晴れて合格して医者になるのだ。

思考力ゼロの馬鹿医者を作った医療マフィア

▼近代医療も帝国主義の道具

暗記力抜群の〝かれら〟にとって、医師免許も造作のないことだろう。

そうした教科書・偏差値秀才のなれの果てが、冒頭に登場した糖尿病の権威(?)のセンセイかもしれない。

「糖尿病は治らないコトになっている。なぜなら、教科書にそう書いてある」

そこには、思考力はゼロだ。まさに、暗記テストを勝ち抜いてきた〝秀才〟のなれの果てである。

何度も書くが、世界の学問もメディアも、一握りの〝闇の勢力〟が支配している。近代とは、まさに〝かれら〟が巧妙な陰謀と詐術で支配してきた時代なのだ。近代主義の正体は、帝国主義である。私は、あらゆる所で強調している。

帝国主義とは強い国家が弱い国家を、強い民族が弱い民族を侵略支配することだ。早く言えば、強国による詐欺、強盗、殺戮である。それでは、いかにも人聞きが悪いので、その帝国主義を支配する連中は、近代主義という耳障りのいい言葉を考案したのである。いわば、羊の皮を被った狼だ。医学も医療も、また、その羊の皮を被って大衆の前に現れたのである。

世界を具体的に支配するのは、ロックフェラー、ロスチャイルドの二大財閥であり、〝かれら〟は世界の政治もメディアも掌握している。

だから、真実の教育や、真実の報道などできるわけがないのだ。

〝かれら〟の都合のいい情報が、教育（狂育？）や報道（呆道？）で日々流され、人類という家畜は〝洗脳〟され続けている。これが、現代世界の紛れもない実態である。医学で言えば、馬鹿教授が馬鹿な学生を作り、その学生が教授になって、また馬鹿を作り続ける、まさに、馬鹿の拡大、大量生産システム……。

▼狂化書で馬鹿の大量生産

だから、医学の教科書（狂化書）に、真実のことが書かれているわけがない。

一九世紀以降、世界の医学教育から医療利権を操作し掌握してきたのは、ロックフェラー財閥である。〝かれら〟は、都合の悪い真実は、一切医学教育から排除してきた。石油王は、医薬品利権を制圧することで、医療王となったのである。別名、国際医療マフィアという称号が、実にふさわしい。

その近代医療の根幹が、薬物療法である。それが、根本から間違っていたことは、すでに解説した（第9章参照）。

糖尿病も然り。「糖尿病は治らないコトになっている」。こう医療マフィアは教科書に特筆大書した。

ドイツ、ベルリン大学の学長まで務めたウイルヒョウは、「人間はモノである。モノに自然に治るなどという力があるはずはない。病気を治すのは、我々医者であり、医薬であり、医術だ」と豪語して、〝闇の帝王〟のロックフェラーから、〝医学の父〟の称号を恭しく授かったのだ。

ここまで読んで、あなたは、ただただ唖然呆然だろう。しかし、これら裏の陰謀を理解しないと、現代医療の根本的な犯罪性も、また理解できないのである。

腹八分に医者いらず。腹六分で老いを忘れる

▼食べて良いもの悪いもの

さて——。

糖尿病の実態に戻ろう。

「食べなきゃ治る糖尿病」と、私が自信を持って言うのは、そんな方が大勢いるから

だ。

そもそも、野生動物の世界を見てほしい。自然界に糖尿病の動物などいない。なぜだろうか？

彼らは、食べて良いものしか食べない。そして、食べて良い量しか食べない。コアラはユーカリの葉しか食べないし、パンダは竹しか食べない。それは、ミジンコなどの下等動物からゾウリムシなど単細胞の原生動物まで同じだ。

だから、自然界に糖尿病など存在しない！ ところが、万物の霊長（？）の人間サマだけは違う。食べて良いもの悪いものなどおかまいなし。

必要量も適量もへったくれもない。そうして、過食、美食、偏食で、右も左も病人だらけ。

自然界で、人間ほど病気をする生き物はいない。そう言われる。まさに、そのとおり。ということは、人間ほど愚かな生き物もまた地球上にいない。それは、断言できる。

人間が、食べて良いもの悪いものをわきまえていたら、地球上から糖尿病などという奇病は消え失せているだろう。

▼食べる工夫でなく食べない工夫

糖尿病は、別名〝帝王の病〟と言われる。文字通り、権力者の美食、過食が原因である。なら、治るのも簡単。美食、過食をやめればいい。

野生の動物に見習えばいい。五〇〇〇年以上の歴史を持つヨガは、それを説いている。腹八分に医者いらず。腹六分で老いを忘れる。腹四分で仏に近づく。

「食べる工夫でなく、食べない工夫をしろ」

これは沖ヨガ創設者、沖正弘導師の教えである。

この教えを実践すれば、糖尿病も消え失せる。

さらに、「ファスティングは万病を治す妙法」というヨガの教えを思い出してほしい。糖尿病の原因は、実にシンプルだ。一つは過食、もう一つはストレスである。

過食をすると、体内に活性酸素が増えて、体液が酸性に傾く。これをアシドーンス（酸血症）と言い、精神的にはイライラして、攻撃的になる。

しかし、少食、断食などを実践すると、心が澄み切って落ち着き、怒らなくなる。というより、なぜか、怒ろうと思っても怒れない。

つまり、少食や断食を行うと、糖尿病の第二の原因、ストレスも消えていく。

だから、糖尿病の予防の治療も、少食に勝るものはない。

わずか一か月、インスリン注射離脱に成功！

▼一日一食で見事に回復！

「インスリン注射依存の患者さん一五名を、全員、断食療法で治した」

こう明言するのは菅野医師（前出）。彼は、日本の断食療法や代替療法の権威である。

「何回かに別けて断食療法をやらせる。すると、チャーッと全員治っちゃう」

ただし、インスリン依存の糖尿病患者は、重症の部類に入る。だから、いきなり断食をさせるのは危険である。それは、言うまでもない。少しずつ、少しずつ、食べる量を減らして体を慣らしていく。

こうして、私の指導する一日一食で、糖尿病を完治させた人は何人もいる。

広田正治さん（五二歳、身長一六四センチ、五六キロ　会社経営者）は、糖尿病インスリン注射を、わずか一か月で離脱している。

「夜の接待が続き、血糖値がドカンと五〇〇に跳ね上がり、糖尿病になった。入院したら『三食しっかり食べろ』という食事指導を受けた。『これでは死んでしまう』と思っているときに『3日食べなきゃ7割治る』（前出）に出会い、早速実践。すると……インスリン注射も離脱し、タバコもキッパリやめた」（同）

すると、めきめき体調は回復していった。

「一日一食でも不思議と体重は減らず、逆に筋トレで鍛えた」と言う。

そのインタビュー。

▼カロリー主義は絶対おかしい

広田：本のおかげで、インスリン注射から抜けて、今は一日一食なんて、まったくもって大丈夫です。僕は筋トレやって、おかげで一日一食なのに、ちょっと体重は増えましたね。

――ほとんど、体重に変化ないでしょう？

広田：ちっとも減らないです。不思議ですね。僕はもともと太ってなかったんで、まったく減らない。お腹もすかない。三回も食べちゃうと、血糖値は上がるんですよ。でも、一日一食だと、本当にきれいに食後の一時間で二〇〇チョイになって、それからきれーいに下がって、平常値に戻るのです。まったく問題ないです。

――たくさんの糖尿病の方が、広田さんの話に希望を持ちますよ。

広田：インスリン打って、栄養入れて、しかもカロリー計算であんなことやったら、アウト！　カロリー主義は絶対、おかしいと思います。一日一食が理想だと思います。僕は、一食は野菜と肉を炒めて、豆腐に納豆でご飯。ご飯は玄米か麦メシかを、ほんのちょっとで十分です。恐らく死ぬまで元気でいられると思います。これがなければ、医者の言いなりになっていたと思います。

（『やってみました！一日一食』三五館より）

その他、岡田正史さん（六二歳）の例。一五年来、医者に「糖尿病は治らない」と言われて通い詰め、インスリン注射漬けになっていたが、一日一食に目覚めて、半年で糖尿病を完治させた。朝夕2度の一〇単位インスリン注射からも離脱。

「医者に騙された。薬漬け、インスリン漬けで、医者に殺されるところでした」と苦笑。「私は体験をどこでも証言します」と胸を張る。

「糖尿病は治らないッ！」と、傲然と言い放った糖尿病権威（？）のエライ先生方は、彼らの怒りをどう受け止めるのか？

「食べない」「悩まない」「怠けない」

▼三食しっかり食べよ!?

「糖尿病は治らない」

ご託宣を下したエライ先生は、次にこう命じる。

「一日三食、しっかり食べてください」

三食しっかり食べたから糖尿病になった患者に、「しっかり食べろ」と言う。まさに、コメディ。彼らは、食べる量を減らしたら糖尿病が治ってしまうことを知っている。それでは困る。儲からない。だから、しっかり食べろと指導する。

次に、血糖値降下剤なる薬を処方する。

「これを、欠かさず飲んでください」

患者は尋ねる。

「いつまで、飲めばいいんでしょうか?」

「一生続けてください。糖尿病は治らないんですから」

「ハァ……そうですか……」

今日も、日本中の病院で、こんな会話が交わされている。馬鹿馬鹿しいを通り越している。

▼血管が詰まり全身病に

糖尿病とは、文字どおり、尿に糖が出る病気である。

主な原因は、すい臓から分泌される血糖値を下げるホルモン、インスリンの不足。すると血中糖度が上がり、尿にまで溢れ出す。糖尿病の怖いのは、血糖値が上がって血液が「ドロドロの〝砂糖水〟になって、全身の血管に詰まる」こと。

「……目がやられれば失明。腎臓がやられれば人工透析、足などの血管なら腐って壊疽《えそ》となる。あとは切断の悲劇が待つ」（拙著『買うな！使うな！』花伝社）

さらに、心臓の冠状動脈が詰まれば心筋梗塞、脳の血管が詰まれば脳梗塞……。さらに、ボケ、認知症も悪化する。

糖尿病の合併症は、このように全身の血管が詰まることで起きる。

血糖値が上昇する第一の原因は、これまで述べたように〝食べ過ぎ〟である。第二の原因はストレス。外敵などの刺激は交感神経を緊張させ、血糖値は急上昇する。第三の原因は運動不足である。この場合は、痩せていても糖尿病になる。

「食べ過ぎ」「悩み過ぎ」「怠け過ぎ」の〝三過ぎ〟が糖尿病の三大原因だ。

だから、予防も治療も簡単だ。

「食べない」「悩まない」「怠けない」の〝三ない〟で、あっけなく治ってしまう。

だから、糖尿病で医者に行くのは、愚の骨頂だ。これら、あまりにシンプルなことすら、医者は絶対に患者には教えない。一生薬漬けで稼げる金ヅルを逃してしまうからだ。

さらに、第四の原因をあげると、それは動物食である。

肉好きの糖尿病死は、菜食者の三・八倍という疫学調査もある。

ほぼ毎日肉を食べる〝肉好き〟は、要注意。ちなみに、肉食者の心臓病死は八倍、大腸ガン死は四～五倍、乳ガン死五倍という数値も覚えておきたい。

飲むな！　血糖降下剤、死んだり、暴力振るったり

▼アクセル、ブレーキ同時に踏め

「三食きっちり食べて、血糖降下剤をきちんと飲みなさい」

糖尿病専門医は、間違いなくこう指導する。

これは、アクセルとブレーキを同時に踏みなさい、と命じているのと同じ。体は、たまったものではない。しかし、医者自身が、矛盾そのものの〝指導〟をしていることすら気付かない。

まさに、教科書秀才のなれの果ての悲喜劇がここにある。

医者が、糖尿病患者に投薬する薬は、一種類ではない。

(1)血糖降下剤：すい臓を刺激して、インスリン分泌を促す。すい臓の疲弊が糖尿病の原因である。

その原因は、食べ過ぎだ。それを無視して、すい臓を〝毒〟刺激でムチ打つ。すい臓はたまったものではない。食べ過ぎている限り、血糖値は元どおり高血糖になる。

(2)血糖吸収抑制剤：小腸の糖分吸収を抑える目的で投与する。「ゆっくり消化吸収され、食べ過ぎなかったコトにする」「どうぞ暴飲防食してください――というフザケタ薬」と専門医も呆れている。

(3)インスリン抵抗改善剤：インスリンが十分出ているのに肥満・運動不足でインスリンを利用できない患者に使う。肥満改善、運動推奨が先なのに、こちらは、まったく無視して薬漬けに一直線。この薬品の正体は「肝臓に強い副作用があり、死亡例もある」毒物なのだ。むろん、患者には一切知らせない。

（4）インスリン注射剤：食事指導、運動指導などなされないまま薬漬けにされた糖尿病患者は、ついにインスリンを分泌できない状態になる。これが、糖尿病専門医の真の狙い……なのだ。すると、ニッコリこう勧める。「もう、インスリン注射しかないですねぇ」。

つまり、「外部からインスリンを補わないと、生きてはいけません」というわけだ。これで、一生、インスリン利権という金ヅルに患者を捕らえたことになる。

しかし、先述の事例でおわかりのように、インスリン注射依存になっても、諦めることはない。適切な指導のもとにファスティング（少食、断食）を行えば、インスリン注射依存からの離脱も、可能なのだ。

「依存型の重症糖尿病一五人、全員離脱に成功」というケースを忘れないでほしい。とりわけ、食べ過ぎ、運動不足、ストレスで起きる中高年の糖尿病（I型）には、まったく不要だ。

▼死ぬこともある「劇薬」指定

血糖降下剤も恐ろしい毒薬と言ってよい。

「血液の糖が濃くて、脂肪分が多いときに、血糖降下剤は、これらを固めるので、間違いなく血栓ができる。目の毛細血管に詰まると網膜症になる。また、組織細胞を壊死させ、ガンや壊疽の原因になります」（大沼四郎博士）

代表的な血糖降下剤（「ジベトスB」日医工）の例を見てみよう。以下、「医薬品添付文書」より。まず、冒頭の「劇薬」指定にビックリ。これは使用方法では死ぬこともある毒物。

「急性毒性が強く、常用量でも副作用発現率が高く、重篤副作用を伴う――薬物が『劇薬』指定される」

この薬剤は、どうして血糖値を下げようとするのか？

「……筋肉でのブドウ糖消費を促す。運動と似た作用でブドウ糖消費を促進し、さらに腸管からのブドウ糖の吸収を抑制する」（商品説明）

どちらもアクロバチックな、不自然な、毒物反射であることは、言うまでもない。

「食べる」のをやめれば、済む話ではないか……。

▼酸血症で急死することも

この血糖降下剤（「ジベトスB」）には、「医薬品添付文書」に突然「警告」が現れる。

■警告：「①重篤な乳酸アシドーシス（酸血症）あるいは②重篤な低血糖症を起こすことがある」。この「警告」表記は、「医薬品添付文書」でも「命に関わる重大副作用」で発せられる。つまり、『ジベトスB』で、患者は死ぬこともある」と「警告」しているのだ。アシドーシス（酸血症）は、健康な人の血液は弱アルカリ性なのに、それが酸性に偏った症状。実際に、重度になると急死する。

■禁忌：これは「投与厳禁」の患者。そこには①「過度アルコール摂取者」（酒飲みは危険！）。②「胃腸障害者（胃弱、下痢、嘔吐）などは厳禁。それだけ毒性が強い。③高齢者――。これらの人々に投与すると「乳酸アシドーシスを起こしやすい」、つまり「死にやすい」。では、医者は「医薬品添付文書」の「禁忌」（禁止）に従って高齢者に、この血糖降下剤を投与していないか、はなはだ疑わしい。

まず、医者のほとんどすべてが、日常、「医薬品添付文書」をまったく読んでいない、という驚愕の事実がある。その理由は「忙しくて読んでいられない」（!?）。患者死亡などの重大事故を防ぐため添付されるのが薬の「医薬品添付文書」だ。つまり、命に関わる薬のマニュアル。それに、医者はまったく目を通していない。医療現場で死人が続出するのも、当たり前なのだ。

さらに、この「医薬品添付文書」も欠陥だらけ。「高齢者には厳禁」と注意していながら、「高齢者」とは何歳からを指すのかさえ、明記もない。それだけアバウト、いい加減なのだ。

▼低血糖から衝動暴力、犯罪へ

■主な副作用：①悪心、②嘔吐、③腹痛、④下痢などの胃腸障害、⑤不安感、⑥動悸、⑦顔面蒼白、⑧頻脈、⑨発汗、⑩振戦（ふるえ）、⑪精神異常行動……。

この副作用で、最も注意すべきは⑪精神異常行動。血糖降下剤（ジベトスB）で、血糖値が強制的に下げられると、低血糖症になる。すると、〝怒りのホルモン〟アドレナリンが副腎から分泌され、衝動暴力や犯罪行為の引き金となる。

巷では、理解不能な異常犯罪が横行している。その背景の一つに、この血糖降下剤の乱用が隠れているのかもしれない。

第13章

「心臓病」も菜食シフトで劇的改善

――ベジタリアンは心臓病死が八分の一以下に

心臓病を治すのは超簡単。菜食、少食にすればいい

▼菜食は心筋梗塞九七％を防ぐ

「ベジタリアンの心臓病死は、肉好きの八分の一である」

これは一九七〇年代に行われた研究報告である。

二万五〇〇〇人の菜食主義者と、肉好きな普通のアメリカ人の死亡率を比較したものだ。その結果、肉、魚、卵、牛乳も口にしない厳格な菜食主義者（ヴィーガン）の心臓病死亡率は、肉食者の八分の一という低さだった。

さらに、凄い研究報告がある。

「菜食者の食事は、心筋梗塞の九七％を防いでくれます」

これは『ジャーナル・オブ・ジ・アメリカン・メディカル・アソシエーション』（全米医療協会誌、１９６１年）に掲載された衝撃的な記事。それも、医療専門誌に掲載された論文なので、極めて説得力は高い。

「アメリカ男性の心臓発作の死亡率は、中国男性の一七倍」

これは、一九八〇年代に実施された米中合同の「栄養と健康調査」のショッキングな報告。アメリカ男性がいかにハートアタックで急死しているかが、ハッキリわかる（『チャイナ・スタディ』より）。

「いま現在、生きているアメリカ人の二人に一人は、心臓血管系の疾患で死ぬ運命にある」「これら心臓発作は、まさに飽和脂肪酸とコレステロールが元凶と常に指定されている」「過剰な場合、ネバネバして動脈を詰まらせる。それがアテローム性動脈硬化症や心臓病疾患のおもな原因となる」（『まだ、肉を食べているのですか』H・ライマン著　拙訳　三交社）

私は、何を食べるかは、個人の自由だと思っている。

だから、これら事実を知った上で、肉を賞味するのは、あなたの自由だ。

しかし、「肉はスタミナ食だ」「肉は健康にいい」「長生きは肉に限る」などと信じて肉を頬張るのは、やめたほうがいい。明らかにこれらは〝洗脳〟である。

▼菜食と少食それでＯＫ！

心臓病ほど、治りやすい病気はない。

どうすればいいのか？　菜食と少食にすればいい。

ザッツ・オール！　なんと簡単なことだろう。

そもそも心臓病とは、どんな病気だろう。早く言えば、心臓の筋肉を動かす血管が詰まる病気だ。その血管を冠状動脈という。心臓の大きさは握り拳大だ。その心臓を冠のように覆っているので、こう呼ばれる。では、なぜ冠状動脈が詰まるのか？

それは、下水管を思い浮かべればわかりやすい。きれいな水が流れている管は、詰まりにくい。しかし、ドロドロに汚れた水が流れる管は詰まりやすい。

人間の血管が詰まるのも、同じリクツだ。

血液の汚れで、最も多いのが脂汚れだ。具体的に言えば脂肪分とかコレステロールなど。これらは、ネトネトした粘りのある血液成分（アテローム）で、それが血管の内側に沈着していく。そのネバネバ汚れが滞積していくと、本来柔らかい血管が、次第に硬くなっていく。内側に汚れがこびりついた水道ホースが、硬くなるのと同じだ。

汚れがこびりつき硬くなった動脈を、動脈硬化という（アテローム性動脈硬化）。柔軟性をなくしているので、当然、血圧も高くなる。さらに、血圧によりひび割れ、破れやすくなる。これが大動脈破裂だ。

また、内側に汚れ（アテローム）が滞積し続けると、ついに血管を塞いでしまう。これが冠状動脈で起きると心筋梗塞、脳血管で起きると脳卒中となる。

だから、心筋梗塞と脳卒中は、原理がまったく同じ。心臓をやられるか、脳をやられるかの違いだけだ。

▼米在住日本人は心臓病一〇倍

ライマン氏（前出）は、「心臓病と脳卒中は、無益な死」と断言する。

なぜか？　それは簡単に防ぐことができるからだ。

では、どうしたら防げるのか？　それもまた簡単だ。ベジタリアンになればいい。

ここで、あなたは渋い顔をするだろう。

「エエッ……肉を食わない⁉　何か新興宗教みたいだなぁ……」

人間の習慣を変える。これこそ、簡単に見えて、けっこう難しいことである。

「……肉や魚、鳥肉、牛乳・チーズなど酪農製品を食べる。それがアテローム性動脈硬化症の主要原因だ」「喫煙の害とまったく同じように、動物食の害も、科学的な合理性と、一貫性に裏付けされたものだ」（ライマン氏）

彼の報告で、日本人について触れた部分がある。

「日本では、心臓疾患は、アメリカに比べてはるかに少ない。しかし、日本人もアメリカに住んで、アメリカ式の食事をするとどうなるか？　彼らの心臓病死亡率は、なんと一〇倍に跳ね上がる。――これこそ、心臓病の決定的要素として君臨するのは、遺伝ではなく、食事であるという事実を明白に物語る」（同）

さらに、次のように励ます。

「『肉を食べたら心臓病になる……』とショックを受けているあなたは、もう間違いなく心臓病で死ぬことはないだろう。あなたは、心臓病をコントロールする最重要ファクターを手に入れたからだ。それは、言うまでもなく、あなたの食事である」

「筋肉が溶ける!」コレステロール低下剤の恐怖

▼世界一の売り上げとは!?

心臓病や脳卒中を防ぐ。それには、菜食、少食だけでオーケー!

ところが、世界の医学界は、奇妙な対応を打ち出した。それは、肉食で体内に溜まるコレステロール等を薬の作用で減らす……というもの。

コレステロール等、悪性脂がネバネバ汚れのアテロームになって、冠状動脈や脳血管を詰まらせるのを防ぐ。それが目的だという。実に不可思議で理解不能だ。

コレステロールが血管を詰まらせる原因の一つなら、菜食、少食にするだけの話だ。食事改善に勝る予防も治療もない。

しかし、医学界も各国政府も、「肉食をやめる」、「過食を控える」など、食事改善はどこかに飛ばしている。そして、心臓病、脳卒中予防には、コレステロール低下剤を服用せよ――と大々的な医療キャンペーンを猛進している。

かくして、世界の医薬品の売り上げトップは、コレステロール低下剤が占めるありさま。たった一種の医薬品「リピトール」（ファイザー社製）で、年間売り上げが約一兆五〇〇〇万円！

▼恐ろしい副作用、年一万人死亡

コレステロールにも、最近は、善玉、悪玉と少なくとも二種あることがわかっている。それらを、薬で下げてよいものか？　多くの専門医が、トンデモナイと大反対している。

- 「コレステロールは、細胞膜や性ホルモン、副腎皮質ホルモンなどの材料です。それを一生懸命に作ろうとしている体なのに、勝手に下げると大変なことになります」（安保徹博士）
- 「コレステロール低下剤の副作用で、少なくとも年間一万人が死亡している」（浜六郎医師）
- 「企業検診に行くと、ダルイなど体の不調を訴える社員が多い。聞いてみると、コレステロール低下剤を処方されている。そんな会社員は、元気がなくて会社を休んでいる。やめさせると、実に体調は回復する。だけど、主治医はやめさせない」

「ほっとけば、社員は元気なのに、コレステロール値を無理に下げて、みんな病人にしている」（菅野喜敬医師）

馬鹿を通り越した愚行そのもの。まさに、無知ほど怖いものはない。

コレステロール低下剤の副作用で、最も恐ろしいのが〝筋肉が溶けていく〟症状だ。正式には「横紋筋融解症」と呼ばれる。薬で強制的にコレステロール濃度が低下させられるので、体は緊急事態に対抗するため、なんと自らの筋肉を溶かして、コレステロールを血中に供給しようとする。

安保徹博士は、働き盛りの一青年を襲った悲劇を指摘する。

それは、福田実さんの被害ケース。彼は『私は薬に殺される』（幻冬舎）、『至誠通天』（花伝社）などの著作で、自らの被害体験、さらに裁判闘争などの記録を世に問うている。

安保博士は語る。

「彼は働き盛りのトップセールスマンだった。夜更かししても平気なスポーツ好き青年。それを支えるため、コレステロール値は、当然、高くなるわけ。それが会社の健診で引っ掛かった。強制的に病院に行かされ、コレステロール低下剤をやられた。そうして、『横紋筋融解症』で車椅子生活になってしまった」

▼最後には全身に発ガン

安保博士は、コレステロール低下剤が日本の寝たきり老人多発の、隠れた元凶と言う。「老人だから寝たきりと思うが、そうじゃない。コレステロール低下剤で横紋筋融解症になっている。脱力感に襲われ、筋肉が衰える。さらに血圧を下げる降圧剤で、血液障害で痛めつけている。だから、年寄りにやたら病人が多いんです」

さらに、菅野医師は、コレステロール低下剤で免疫力が落ちると言う。「免疫力が落ちて、ガン発症率が凄く上がる」「風邪も引きやすくなる。ちょっとした感染症にも弱くなる。だけど、これが〝国策〟なんだから、仕方ないわナ」と、寂しく苦笑。

「血圧降圧剤より、こちらのほうがもっと怖い」と警告するのは大沼四郎博士。

「コレステロール数値を下げたら、それは血栓になるのです。つまり、血液中に浮遊物がなくなっただけ。数値が下がっても、それは危険な血栓になったり、血管内壁に付着していく……そういうごまかしです」。

つまり、血液中に溶けていたコレステロールが、低下剤の投与で、固まって血栓になってしまう。こちらのほうが、はるかに怖い。それは毛細血管に詰まり、全身の組織、器官の障害が増えていく。肝臓、腎臓の中で毛細血管の多い所が詰まっていく。だから、副作用は、決まって肝臓、腎臓に出る。さらに、肺などにも出る。血流障害で皮膚にも現れる。そして……全身組織の血行障害は、最後に各所にガンを発生させる。ガンの発生原因は、低血流、低体温、低酸素からだ。

ベストセラー「メバルチン」戦慄の副作用の数々

▼ハードルを下げて患者狩り

コレステロール低下剤乱用の背景にも、やはり血圧降圧剤とまったく同じ、癒着、汚職の構図が存在する。通常、血中コレステロール値は、二六〇が標準的なのに、なぜか二二〇までメタボ基準作成のときに、強制的に下げられた。目的は、ただ一つ。ハードルを下げての病人狩りである。

専門家は「二二〇は、むしろ低過ぎるくらい」と呆れる。

しかし、これ以上だと〝高コレステロール症〟と会社の定期検診などで判定され、コレステロール低下剤の服用が強制される。

「薬に殺される」と嘆き、怒り、裁判に訴えた福田さんと同じケースが、全国で強行されているのだ。

▼死ぬこともある凄まじい毒性

それでは――。

具体的にコレステロール低下剤の副作用を告発する。

商品は、ベストセラー薬「メバロチン」（第一三共）。その「医薬品添付文書」より。

■禁忌：「妊婦は厳禁」。これはショック。動物実験で①骨格異常、②胎児数減少（流産）、③先天性奇形を確認。凄まじい胎児毒性がある。「妊娠する可能性のある女性も厳禁」。だから、結婚している女性は、絶対に「メバロチン」を服用してはいけない。

■**慎重投与**：肝臓、腎臓に障害のある人。つまり、毒性が激しいので、解毒・排泄機能が弱っていると肝臓・腎臓障害を引き起こす。さらに体内に蓄積して毒作用を発揮してしまう。高齢者も慎重投与。しかし、現実には慎重どころかバンバン処方されている。だから、寝たきり老人が激増しているのだ。

■**重大副作用**：いずれも生死に関わる。①「横紋筋融解症」（寝たきり老人の元凶、車椅子障害者の大量生産）、②脱力感（筋肉が溶けるのだから当然）、③筋肉痛（同様）、④急性腎不全（急死することも）、⑤重篤腎障害（溶けた筋肉成分が腎臓を詰まらせる。危篤に至る）、⑥肝臓障害（頻度不明。多くて表記不能？）、⑦血小板減少（頻度不明。出血が止まらなくなる）、⑧紫斑（内出血が止まらない）、⑨皮下出血（同様）、⑩多臓器不全（確実に死に直結）。

■**その他、副作用**：①脱毛、②光過敏症、③発疹、④じんましん、⑤吐き気、⑥嘔吐、⑦便秘、⑧下痢、⑨腹痛、⑩めまい、⑪頭痛、⑫不眠、⑬耳鳴り、⑭関節痛、⑮味覚異常、⑯浮腫（むくみ）、⑰しびれ……。

その他、ラットの実験では、①肝臓ガンを確認（米、スクイブ研究所）、②脳出血を確認（三共研究所）。

やはり奇形児が生まれることは確実だ。

以上――。

あなたは、これでもコレステロール低下剤で、コレステロール値を下げたいと思うか？

重ねて言うが、菜食、少食にすれば、コレステロール値は、いやでも理想的な値に下がる。そして、こちらは「メバロチン」のような命に関わる戦慄の副作用もゼロだ。それどころか、体調は改善され、あらゆる不調も治る。さらに、食事代も大いに助かる。一日一食なら、食費はなんと三分の一だ。そして、医療費はゼロ！

どちらがトクかは、もはや言うまでもない。

第14章

「ガン」ほど治りやすい病気はない？

――病院に行くな！　行った人より四倍生きるぞ

現代医学の目的は〝治す〟のではなく〝殺す〟こと

▼ガン治療で虐殺される

「病院で治療を受けたガン患者の余命は三年、治療を拒否した患者は一二年六か月生きた」（カリフォルニア大医学部　ハーディン・ジェームズ教授）

頭に叩き込んでほしい。ガン治療を受けると寿命が四分の一に縮むのだ。

この報告を知れば、ガン患者のあなたの選択は、ただ一つ。病院に行かないこと。

それは、幼稚園の子どもでもわかる。一二年以上生きるものが、病院に行ったら三年しか生きられない。それでも、病院に行く人をなんと呼べばいいだろう？

ハッキリ言って、それを馬鹿と言うのである。なのに、なのに……。大の大人が「しかし……」とか言いながら病院にすがるのだ。

これが〝洗脳〟（マインド・コントロール）の恐ろしさ、というものである。

何もしなければ一二年以上生きるガン患者が、病院ではなぜ三年しか生きないのか？　答えは実に簡単だ。病院で行われる〝ガン治療〟なる行為で〝虐殺〟される。

ただ、それだけである。

「現代の病院は患者を〝治す所〟ではなく、〝殺す所〟である」

内海聡医師の、勇気ある告発を思い出してほしい。

おっと、もう一つ。病院の目的を忘れていた。最終目的は〝稼ぐ所〟である。

抗ガン剤、ガン治せないのは常識（K技官）

▼患者を毒殺、さらに発ガン

私は『抗ガン剤で殺される』（花伝社）という本を一〇年以上前に書いた。

厚労省に電話取材したときの衝撃は忘れ難い。

応対に出たK技官は、抗ガン剤の責任者である。私はズバリ訊いた。

——抗ガン剤は、ガンを治せるんですか？

Ｋ：「抗ガン剤がガンを治せないのは周知の事実です」

——エッ、治せないんですか？

Ｋ：「治せません」（キッパリ）

——抗ガン剤は毒性がある、と聞いたんですが……。

Ｋ：大変な猛毒物質です。

——エーッ！　じゃあ、治せないガン患者に猛毒を打っている。なら、その猛毒で患者は死んじゃうんじゃないですか？

Ｋ：そんな患者が大変大勢いらっしゃるんですね（残念そうに）。

——それって、いわゆる〝毒殺〟でしょう！

Ｋ：いや、そのような言い方は不穏当か……と（ハッキリ答えず）。

——抗ガン剤には、発ガン性がある、と聞いたのですが。

Ｋ：大変な発ガン物質です。

——エッ！　では、強力な発ガン物質をガン患者に打っている。

Ｋ：そうです。

――では、その発ガン性で、新しいガンができちゃうんじゃないですか？

K：そういう患者さんが、大変大勢いらっしゃる……（悲しそうに）。

あなたは、このやりとりをどう思われるか？

厚労省の抗ガン剤の最高責任者が、抗ガン剤はガンを治せず、超猛毒と超発ガン性で、ガン患者を大量虐殺している、という事実を認めているのだ。

それでも、あなたはガン治療に病院に行くのか？　もし、そうなら度し難い愚か者（馬鹿）である。この本は、ここで閉じていただきたい。

打ってくれと、泣いて頼む……〝洗脳〟の恐怖

▼猛毒にガンが一部縮んでも

「抗ガン剤は、ガンを治せるのでは……」

と、一縷《いちる》の望みを託している人は多い。多くの医者も、いまだにそう信じ切っている。

患者も医者も、〝洗脳〟から解けていない。医学〝狂育〟の効果は、かくも絶大なのだ。抗ガン剤は、軒並み、戦慄の超猛毒物である（詳細は拙著『抗ガン剤の悪夢』花伝社を必読。反論があるなら、この本を読んでからにしなさい！）。

衰弱し、弱り切っているガン患者に、超猛毒を打つ。もはや、正気の沙汰ではない。しかし、その超猛毒を打ってくれ……と懇願する患者があとを絶たない。狂気そのものである。国際医療マフィアのロックフェラー財閥などは、腹の底から笑いが止まらない。

大衆〝洗脳〟の効果は、かくも絶大だ。

なぜ、ガン患者に超猛毒を投与するのか？　まともなら、あなたは首をひねるはずだ。

「ガン腫瘍が縮むから」と研究者は、反論するだろう。

なるほど、ガンも生き物だ。超猛毒を打てば、その〝毒〟で一部のガン細胞は、縮小することはあるだろう。二割のガンに縮小効果が見られると、政府（厚労省）は、抗ガン剤として認可している。これが「ガンに効果」の言い訳だ。

「抗ガン剤は無力……」米国立ガン研所長の衝撃証言

▼遺伝子ＡＤＧ変化で耐性獲得

ところが、次の衝撃証言があるのだ。

一九八五年、米国立ガン研究所（ＮＣＩ）のデヴュタ所長が、議会でこう証言している（必読！『抗ガン剤で殺される』花伝社）。

「現在のガン治療は無力であり、絶望している。抗ガン剤は、一部の腫瘍を縮小させることは事実だ。しかし、ガン細胞は、たちまち抗ガン剤の毒性に対して、自らの遺伝子を変化させ、耐性を獲得してしまう。それは、農薬に対して、害虫が耐性を獲得するのと、まったく同じ原理である。この遺伝子を我々は〝アンチ・ドラッグ・ジーンズ〟（ＡＤＧ：反抗ガン剤遺伝子）と命名した」

つまり、抗ガン剤の超猛毒に、ガン腫瘍の一部は、ビックリして縮むことはある。しかし、たちまち、ADGを変化させ、その毒性も無力化してしまい、再増殖するのだ。だから、抗ガン剤の縮小効果も、一時的な見せかけ。たちまち無力化し、ガンは再増殖を始める。恐ろしいのは、抗ガン剤の超猛毒に耐性を獲得したガン細胞は、より凶暴な腫瘍に変化して患者に襲いかかることだ。これも、農薬に耐性を獲得した害虫と同じだ。

けっきょく、抗ガン剤はガン腫瘍をモンスターにする作用しかない。

NCIは、全米でも最高権威のガン研究機関だ。その最高責任者が、公的な議会証言で「抗ガン剤治療は無力で、ガン患者を死なせている」と認めているのだ。

しかし、この正直な研究者の発言は、マスメディアで世界に配信されることはなかった。

〝闇の支配者〟が、それを許さなかった。こうして、勇気あるデヴュタ証言は、抹殺されたのだ。むろん、日本でもNHKをはじめ、テレビや新聞メディアは、完全黙殺だ。彼らは、実質、ロスチャイルドやロックフェラー財閥の〝所有物〟なのだから、仕方がない。

しかし……一九八五年、今から三〇年も前から、抗ガン剤治療はペテンの虐殺医療である、と米国の最高権威の研究者が、告白しているのだ。それを、揉み潰してきた〝闇の支配者〟のパワーには、改めて暗澹とする。

抗ガン剤、複数投与七～一〇倍死ぬ、五～八か月でリバウンド

▼抗ガン剤の悪夢、決定証拠

この一九八五年には、デヴュタ証言を決定づける貴重な報告も発表されている。

それが「東海岸リポート」だ。米国東部の二〇近い大学・医療機関の合同研究報告である。参加したのはニューヨーク大、シカゴ大など……。対象は肺ガン患者七四三人（全員Ⅳ期）。この研究は、患者を四グループに分類し、抗ガン剤の単独投与と複数投与の効果を精査したものだ。そのグループとは――（1）三種類投与、（2）二種類、（3）一種類（抗ガン剤A）、（4）一種類（抗ガン剤B）。

こうして、四グループ各々の「抗腫瘍効果」「縮小率」「副作用」「生存期間」などを比較した。その結果、四グループの「ガンが小さくなる」腫瘍縮小率を比較すると……

（1）三種類：二〇％、（2）二種類：一三％、（3）一種類（A）：九％、（4）一種類（B）：六％……だった。

ここで、読者のあなたは縮小率の高い（1）（2）（3）……の順に、抗ガン剤が〝効いた〟と勘違いするだろう。それ以前に、縮小率（有効率？）のあまりの低さに愕然としたのではないか。つまり、超猛毒の抗ガン剤を打っても八〇％以上のガンはピクリともしないのだ。

▼複数投与群の副作用死七～一〇倍

しかし、少なくとも縮小率が高いほど、抗ガン剤効果は高いはず。研究者のこの期待は、根底から裏切られた。

■副作用死：（1）三種類、（2）二種類の投与グループは、投与後、わずか数週間で死亡患者が続出した（超猛毒だから当然だ！）。その死者数は（3）（4）グループの七～一〇倍に達したのだ。

■生存期間：生存期間の比較でも驚愕結果が出た。

ガン治療の効果を最終決定するのが「生存期間」だ。さて、（1）～（4）を比較すると、驚いたことに三種類投与グループ（1）が、最も「生存期間」が短かった。そして、ガン「縮小率」が六％と最も短かった（4）グループが、最も長く生存したのだ。これは、抗ガン剤による〝効果〟（縮小率）が大きいほど、早死にする……つまり、「治療効果は低い」という皮肉な事実が証明されたことになる。

■リバウンド（再増殖）：「ガンが縮む」。この一事をあげて、〝抗ガン剤は効果がある〟と言い張る医者が多い。ところが、それも「再増殖して五～八か月で、すべて元のサイズに戻る」ことが証明された。

「抗ガン剤の『腫瘍縮小効果』（六～二〇％）で縮んだガンが、再び大きくなって、元のサイズに戻るリバウンド（再増殖）を比較すると、二〇％と縮小率の高かった（1）ほど最速（約五か月）で、ガン腫瘍は元のサイズに戻った。縮小率六％と、いちばん低かった（4）も、約八か月でガンは再発し、元どおりに再増殖した。

「……恐ろしいのは、これから。リバウンドは、さらに止まらない。ADGにより悪性化したガン腫瘍は、みるみる増殖を続け、あっという間に患者の生命を奪ってしまうのだ」（『抗ガン剤の悪夢』前出）

▼抗ガン剤は〝増ガン剤〟（NCI報告）

この決定的な「東海岸リポート」に続き、一九八八年、米国立ガン研（NCI）は、『ガンの病因学』という数千ページにのぼる報告書を発表。そこで「抗ガン剤は強力な発ガン物質であり、作用されたガン患者の別の臓器・組織に新たなガンを発症させる」「抗ガン剤の正体は、〝増ガン剤〟である」と公的に認めた。

一九九〇年には、米政府機関（技術評価局：OTA）も「抗ガン剤、放射線、手術の三大療法の『無効性』『危険性』を公的に認める報告書を公表した」（OTAリポート）。

そこでは「抗ガン剤治療は、効果が極めて小さく、副作用リスクは極めて大きい」と、抗ガン剤治療を全面否定している。

「……（ガンを縮小させる）抗腫瘍効果が、必ずしも患者のためになるものではない。『三大療法』には、過去、数十年間ほとんど見るべき進歩がなかった。そして、これら通常療法で治らない、とされた末期ガンが『非通常療法』（代替療法）でたくさん治っている」「議会は、これら代替療法を詳しく調べ、国民に知らせる義務がある」（ＯＴＡリポート）

ガン検診、受ける人ほど早死にする！

▼チェコ・リポートの衝撃

一九九〇年、チェコスロバキアで実施された実験で「ガン検診を受けた人ほど、早死にする」という衝撃結果が明らかにされた（チェコ・リポート）。

六五〇〇人を二つのグループに分けて、一方は三年間、六回の肺ガン検診を受けさせ、他グループと比較したもの。すると、肺ガン検診を受けたグループほど発ガンし、ガンで死に、総死亡率も高かったのだ。

「これは、疫学研究のベストモデル。反論の余地はまったくありません」（岡田正彦博士予防医学　元新潟大教授）

しかし、この衝撃事実を世界のマスコミは、例によって完全に黙殺隠蔽した。日本のマスコミも然り。さらに悪質なのは、厚労省である。この衝撃結果に焦って「肺ガン検診を受けた人ほど二倍生きる」というねつ造報告をでっちあげ、記者発表したのだ。

「完全なねつ造報告です」と岡田博士も呆れる。

日本のマスコミは、こちらのねつ造論文だけは、大々的に報道した。国際医療マフィアの〝洗脳〟装置は、かくも露骨に大衆を扇動するのだ。

同様に、これまで述べた「デヴュタ証言」「東海岸リポート」「NCI論文」「OTAリポート」さらに「チェコ・リポート」も、世界のメディアは、完全に黙殺し、一切、報道していない。国際医療マフィアは、人類という〝家畜〟に、真実を教えるような愚かな真似はしない。

WHO抗ガン剤〝禁止〟ニュースの衝撃

▼無力、無効の虐殺医療

それでも、二〇一四年五月、WHO（世界保健機関）が「抗ガン剤治療（キモセラピー）は有害無効なので禁止する」という「通達」を出した……というニュースが駆け巡った。私の元にも問い合わせが殺到した。しかし、調べてみると、まず、世界のマスコミは異様に沈黙したままだ。WHO事務局の議事録なども公開されていない。だから、噂は駆け巡るが、まさに未確認状態のまま時間だけが過ぎていった。

最近、私が得た情報では、WHO事務局が、抗ガン剤の惨劇を見かねて各国に禁止通達を出したが、巨大製薬資本からの猛烈な反発のため、わずか二日で徹底した、という。

だから、通達分なども回収され、極秘扱いになっているのだろう。

WHO事務局に禁止通達を出させた圧力は、これ以上、抗ガン剤殺戮を医療現場で繰り返していると、気付いた遺族などによる損害賠償の裁判続発を招き、その賠償請求額も天文学的な数字になることを恐れたのではないか。

▼わずか二日で撤回？

しかし、このＷＨＯ事務局スタッフたちの〝勇気〟も、現実の利益を優先する医療マフィアにより、揉み潰されたようだ。一時は、妥協案として「現在の在庫抗ガン剤を使い切ったあとに禁止」という「通達案」もあったようだ。

この騒動には、さらに噂のオヒレが付く。この直後に、〝双頭の悪魔〟の一方の巨頭ディビッド・ロックフェラー（御歳一〇〇歳！）の次男が交通事故（？）で変死している。これも「ＷＨＯ騒動の顛末をメールで公開したため暗殺された」という。つまり、見せしめの〝処刑〟というわけか。しかし、以上も巷の伝聞で、残念ながら確証はない。しかし、当たらずとも遠からず、という気がする。

一グラム、三億三一七〇万円の抗ガン剤！

▼悪魔の利権は底無し

読者のあなたに、最後に衝撃事実をお伝えしよう。

私がこれまで確認した、最も高価な抗ガン剤は、一グラムいくらだと思われるか？

一〇万円？　いやいや……。一〇〇万円？　まだまだ……。

それは、ナント三億三一七〇万円なり。医薬品名「ペグイントロン」。驚いているあなたは、甘過ぎる。こんな億単位、数千万円単位の抗ガン剤はゴロゴロある。

そのお金はどこから出るのか？

私たちの保険料からだ。血税からだ。どこに行くのか？

ロックフェラー、ロスチャイルドら国際医療マフィアの懐だ。彼らは地球の富の九九％をとっくに支配している、という。それも当たり前。

これほど凄まじい暴利を貪る。それを可能にしているのが、悪魔の支配する現代医療システムなのだ。

重ねて言おう。現代医療は、人類を〝殺す〟ため、〝稼ぐ〟ため、に存在するのだ。

もう一つ。言い忘れた！

▼ロックフェラーは薬を飲まない

ロックフェラー一族は、絶対に薬を飲まない。それは、〝かれら〟が飼っている人類という名の〝家畜〟の屠殺用だからだ。ちなみに、〝かれら〟が完全支配する病院の正体は、人類の〝有料屠殺場〟である。

ちなみに、ロックフェラー一族は、現代医療の医者にも、絶対かからない。

白衣の医者の正体は、有料屠殺場の処刑執行人に過ぎないからだ。

ガンの医者、一〇〇〇人殺して一人前

▼治ると気付いた人は治る

「ガンは治りやすい」と言ったら、あなたは「嘘だ！」と思うかもしれない。

そんなあなたは、治りにくいかもしれない。ガンを治りやすくするのも、治りにくくするのも、あなたの心次第なのだ。

笑い話のようだが「ガンは治りやすい」。そう気付いた人は、嘘のようにガンが消えている。

ここにも、医療マフィアの〝洗脳〟の恐ろしさがある。

こう思っている人のなんと多いことか。しかし、それは誰かに言われてそう思い込んでいるにすぎない。いわゆる〝常識〟だ。それはテレビ、新聞、教育などであなたにインプットされた情報だ。その情報を地球レベルで管理、操作している連中がいる。

「ガンは不治の病だ。ガンになったら諦めるしかない」

それが、何度も言う地球を陰から支配している勢力だ。

安っぽい陰謀論だ、などと思わないでほしい。

世界のマスメディアは、三大通信社の配信ニュースに頼っている。

これら巨大通信社は、世界のニュースの九割以上を配信している。そして、いずれも、超巨大財閥ロックフェラー、ロスチャイルドの所有物なのだ。これ一つ見ても世界のメディア情報は、これら双頭の巨大勢力に掌握されていることがわかるはずだ。

▼医者は医薬品販売ロボット

日本の医療利権は約五〇兆円。世界では一〇〇〇兆円に達するだろう。

これらは、〝双頭の悪魔〟にとって、実に美味しい市場だ。

だから、まずは患者となる人類を〝洗脳〟し、管理、操作しなければならない。そのために医学教育（狂育）が存在する。医学部教授は、もはや完全に〝洗脳〟された医薬品販売ロボットと化している。それでいいのだ。白衣のロボットは、さらに大量の忠実なロボットを狂育し、再生産している。むろん、自らが国際医療マフィアに操られている医薬品販売ロボットと気付くのは、まれである。ほとんどは、そんなことにツユも気付かず、平和に一生を終える。

しかし、その人生の軌跡には、彼が殺戮した患者たちの屍《しかばね》が累々とつらなっている。

たとえば、ガンの医者、一〇〇〇人殺して一人前なのである。

むろん、彼には〝殺した〟などという意識は毛頭ない。誠心誠意を込めて、必死で患者を救おうとし、結果として死なせたに過ぎない。しかし、結果として〝殺した〟ことに変わりはない。

ガンは血液浄化装置であり延命装置である

▼感謝の祈りを捧げなさい

ガンはなぜ、簡単に治るのか？

ガンの正体は、血液浄化装置である。万病の元は〝体毒〟である。それは、血液を汚す。汚血は、最後は腐敗を始める。これが、敗血症である。発症すると一週間以内に死ぬ。体は、その最悪事態を避けるため、この血液の〝汚れ〟を集める装置を作る。そこでは、弱った臓器が、自らを犠牲にする。こうして、血液中の汚れは、そこに集められる。

わかりやすく言えば、〝ゴミ溜め〟である。血液中の汚れ（毒素）が、そこに集められることによって、血液はかろうじて浄化される。こうして、一週間以内に急死する敗血症という最悪事態は回避されるのだ。

だから――。ガンは血液浄化装置であるとともに、患者延命装置でもある。

なんとありがたいことか。一週間以内に急死して当然なほど、血液は汚れていた。それを、とりあえず浄化し、半年、一年、あるいは数年先まで、寿命を延ばしてくれる。なんとありがたい存在だろう。まさに、生命の神秘……。

ところが、現代医学は、その命の恩人でもあるガンと〝闘う〟と言う。考え違いもはなはだしい。ガンができたら、まず心から感謝すべきだ。お供えをするくらいの思いで、感謝の祈りを捧げるべきだ。

私の敬愛してやまなかった韓国の自然医療の父……故・奇埈成先生は、何万人ものガン患者を救ってこられた方だ。先生はガン患者にこう諭してこられた。

「阿弥陀如来が、あなたを救うために、体にお入りになった。心を込めて感謝の祈りを捧げなさい」

まさに先生は、真理を患者に諭していたのである。

少食、菜食、感謝でガンは消えていく

▼一〇㎝のガンが半年で消えた！

ガンは血液の浄化装置である。ならば、血液がきれいになれば、ガンの存在理由もなくなる。当たり前である。だから、少食、菜食、感謝でガンは消えていく。

菜食は、血液の汚れ、酸性化（アシドーシス）を改善する。感謝は、不安、恐怖のホルモン（アドレナリン）を消し去り、快感と幸福のホルモン、エンドレフィンを分泌させる。それは、副交感神経を優位にして、免疫力、排毒力、生命力を高めてくれる。

少食、菜食、感謝の劇的な効果を紹介しよう。

次ページ写真は、三七歳の主婦、菊永恵妃《けいひ》さんが体験したガン。それは、デスモイ

ド腫瘍と呼ばれるガンで、直径が一〇センチもある巨大腫瘍だった。

彼女は抗ガン剤、放射線、手術の三大療法を拒否し、ファスティング（少食、断食）で治すことを決意した。そうして、わずか半年……で、巨大腫瘍はみるみる縮小し、六か月目には完全に消え失せた。これが、ファスティングによるデトックス（排毒）効果である。少食、断食で、インプットを絶ったので、体は、ここぞとばかりに〝体毒〟（ガン）をアウトプットで排泄し、自己浄化したのだ。

▼抗ガン剤と誤食でガン激増

ガンの正体は、血液浄化装置……とわかれば、怖くも何ともなくなるだろう。

それは、血液をきれいにすれば、存在意義がなくなり、自然に消滅していくからだ。

だから、ガンを治すのも簡単だ。血液をきれいにすればいい。少食、菜食、感謝は、いずれも血液をきれいにする。つまり、ガンは消えていく。

ガンが治らないのは、血液をきれいにしないからだ。

〝体毒〟を排泄して、血液をクリーンにすれば、ガンはいやでも消えていく。それ

断食で、10㎝大のガンが！

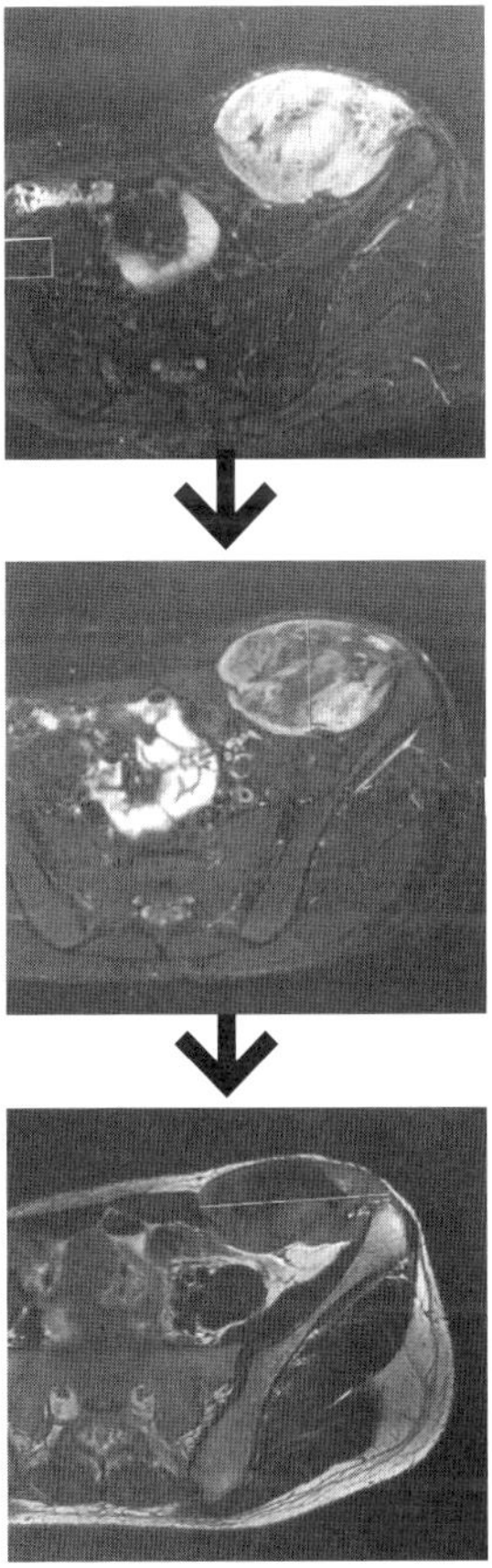

2014.9.5

2014.11.7

2015.3.5

は、菊永さんの症例が、見事に物語っている。

ガンの正体がわかれば、怖がることはない。感謝するだけだ。

血液浄化装置だから、無限に増殖するなど、本来ありえない。よほど、血液が汚れているからだ。そこで、あなたは、ハタと思い当たるだろう。

抗ガン剤の正体だ。それは、超猛毒だ。それを投与すれば、血液は超猛毒で汚される。浄化装置のガンは、それを必死で集め、血液を浄化しようとする……。

ガンが大きくなるのは、当たり前だ。ここで、ガンが急増殖する理由がはっきりわかる。

抗ガン剤と誤食だ。いずれも〝体毒〟となる。

しかし、ガンと戦うはずの抗ガン剤が、まさに、ガンを増殖させる元凶なのだ。皮肉を通り越して、まさにブラックな悲喜劇だ。

老人八割に〝ガン〟(良性)があるのは当たり前

▼血液浄化装置だから当然

「ガン検診で見つかる〝ガン〟は、ガンではない。すべて良性の〝がんもどき〟です」（近藤誠医師）

私も同感だ。血液浄化装置だから、無限増殖する必要はない。

ただ、血液を改善しない、抗ガン剤など超猛毒の汚れを入れる、そんなとき、ガンはやむをえずに増殖する。

ただ、それだけの話だ。だから、検診で発見される〝ガン〟は、原則、すべて良性なのだ。それを証明する事実もある。

八〇歳、九〇歳で大往生したお年寄りを解剖したところ、その約八割にチラホラガンがあった、という。しかし、彼らは自然死の老衰で亡くなっており、ガンで死んだのではない。このように、老化するとどうしても代謝能力が衰える。

排泄、排毒が若い頃のようにはいかなくなる。そこで、体は、あちこちに〝ゴミ捨て場〟を作る。そこを一時的なゴミ貯蔵庫としているわけだ。

それが、良性腫瘍の正体であり、存在意義である。

しかし、現代医学は、徹底した〝ガン検診〟なる仕掛け罠で、これらを〝発見〟するや、「ガンが見つかりました」「すぐに手術を！」「抗ガン剤を！」と急かす。まさに、悪魔の企み、そのもの。無知純朴なお年寄りたちは、不安と恐怖に陥る。家族もパニックとなり、「先生、お願いします」と、その足下にすがる。

またも始まるマインド・コントロールの悲喜劇の一幕だ。

……無知ほど悲しいものはない。無知ほど恐ろしいものはない。

エピローグ

少食×菜食×筋トレで、さあ、100歳超えだ!

▼思えば叶う一〇〇寿超え

「死ぬ」ことより、まず「生きる」ことを考えたい。

思いは、運命を引き寄せる。

「死にたい」と思う人には「死」が、「生きよう」と思う人には「生」が、寄ってくる。

ヨガの生理学的に、人間は一二五歳まで、生きられるようにできているらしい。

ヨガの文献を読むと、一五二歳まで生きたヨガ行者の話などがいくつも出てくる。

「エーッ！　一〇〇歳、とてもムリムリ」と、たいてい手を横に振る。

しかし、すでに日本で一〇〇歳以上の人は、六万人を超えているという。

一〇〇歳超えは、あなたにとっても、ありえない話ではない。

中国には古くから大還暦という暦がある。

それは、還暦が二度巡ってくる……という意味だ。つまり、古代中国には、二度、還暦を迎える超長寿者もいた、ということだろう。

スコッチのブランド名にもなっているトーマス・パーお爺さんも一五二歳まで生きたという記録が残っている。まれとはいえ、世界には一五〇過ぎまで生きた奇跡のスーパー老人すら、いるのである。

「思えば叶う――」

これは生命の原理でもある。「心は体の設計図」。イメージが体を、そして、人生を形作っていくのだ。

具体的にイメージすれば、体はスタンバイ・モードに入る。

▼まず老後の蓄え貯筋を！

元気に一〇〇歳越えを目指す――その具体的ノウハウとして、次の三つを提案したい。それが……少食×菜食×筋トレである。これこそベスト・ライフ三点セットだ。

（1）**少食**：カロリー制限で、長寿遺伝子がオンになる。腹六分のネズミは、腹十分の飽食ネズミの二倍生きる（米、コーネル大　マッケイ教授）。

つまり、食べる量を半分にすれば、二倍生きることも可能になる。

（2）**菜食**：肉食は人類を〝殺して〟きた最大元凶だ（米、ハワード・ライマン）。

植物食は、血液を理想の弱アルカリに保ち、長寿を約束してくれる。その証拠に、世界の長寿郷の百寿老人たちは例外なく菜食である。

(3)筋トレ:筋肉から若返りホルモンが出ている。それは「マイオカイン」と命名され、免疫、代謝などを高め、老化を防ぎ、若返りを促進する。

若返りホルモン分泌は、筋肉量×運動量に比例する。だから、歳を取るほど筋トレをお勧めする。「筋肉こそは、老後の蓄え」なのだ。その意味で、人生には、貯金より〝貯筋〟が大切だ。

「もう歳だから、筋トレなんて……」

と言っている場合ではない。高齢者こそ、筋トレが絶対に必要である。

▼背の縮み、腰曲がりを防ぐ

その理由は――

第一に、加齢で筋力は落ちていく。だから、それをバックアップするために、筋トレは必須なのだ。歳を取るほど筋トレに励むべきである。

第二に、老化防止で、筋肉から若返りホルモンを分泌させる。筋肉を付ければ若返る。それは、抗齢学つまりアンチ・エイジング学界でも盲点だった。

第三に、老人の「縮み」「曲がり」を防ぐために、筋トレは絶対不可欠だ。歳を取ると背が縮む。あるいは、腰が曲がる。それを、仕方のないことと諦めている。とんでもない。その原因は、筋肉の衰えだ。筋力が弱ると、骨力が弱る。するとカルシウムが脱落し、カスカスになる。

体重に負けて圧迫骨折。それで、背が縮む。前かがみ姿勢で圧迫骨折。骨格が変形し、立派な腰曲がり老人となる。筋力強化で骨力を強化すれば、若いときの身長で、シャキッと背筋を延ばした姿勢で老後をエンジョイできる。

第四に、筋トレをすると、その運動効果で認知症、糖尿病、ガンなど、生活習慣病も防ぐことができる。筋肉運動で、発ガンは三分の一に抑制される。万病予防にも筋トレは絶対必要だ。

第五に、身体機能も若返る。運動能力から知的能力まで、若者並みにアップする。典型的なのは性能力だろう。腰筋、腹筋などを鍛えることで男性ホルモンが分泌され、ＥＤなどが完治していく。女性も同様に性欲、性能力が向上し、子宝に恵まれる。

▼静的筋肉強化法の勧め

以上のように、健康人生のノウハウは、あっけないほど簡単だ。

――少食×菜食×筋トレ――は、高齢者だけでなく、子どもから若者まで、お勧めである。その筋トレも、かのテレビCMのようにジムでトレーナー付きで地獄の特訓をする必要もない。「力こぶから始める筋トレ！」。これが、私の勧める筋トレ法のキャッチフレーズ。

筋肉は、最大負荷の八〇％以上の力を一日五秒以上加えると、急激に増強していく。それは、運動生理学でも立証されている。この筋肉強化法は〝アイソメトリックス〟と呼ばれる。いわゆる「静的筋肉強化法」。これなら、筋肉に思い切り力を、五秒以上込めるだけ。いつでも、どこでもできて、オマケにタダ！　経費はゼロ円。

それで、シェイプ・アップされた若々しいボディがあなたのものになる。

（参照、拙著『生き残る男は、細マッチョ』主婦の友社）

最期は何もせず、自然にゆったり、気持ちよく

▼〝スパゲッティ〟で死なぬため

さて、そうしてめでたく百寿を迎えたとする。日本の諺に、こうある。

――六〇、七〇は鼻たれ小僧、八〇、九〇は働き盛り、一〇〇でようやく楽隠居。

この壮健なる心意気やよし。それでも、いつかはお迎えが来る。

せっかく、ハッピーな人生を謳歌してきても、病院のベッドに縛り付けられて、全身チューブやコードでつながれた〝スパゲッティ〟医療で最期を迎えたくない。誰でもそうだろう。

そのためには、病院で死なない。これをハッキリさせておく。

病院に担ぎ込まれたら、もうアウトだ。〝スパゲッティ〟が待っている。

医者や看護師に、悪気があるわけではない。彼らは、救命マニュアルに従って、可能な限りの〝延命措置〟を施す。

第一部で登場した高齢の〝犠牲者〟の方々は、医療被害に加えて、さらに延命措置を施されて、ようやく旅立ったのだ。

しかし、延命措置とは、凄まじく恐ろしい。最後は医者は患者に馬乗りになった心臓マッサージを施す。医者は手応えで肋骨の折れるのを感じる。肋骨が肺に刺さることすらある。

そんな延命治療を、いったい誰が望むだろう。患者は意識がなくても、苦痛はある。どんなに幸福な人生だったとしても、これでは最悪のアンハッピー・エンドで人生は幕を閉じる。

最期は、自宅で、何もせず、自然にゆったり、気持ちよく逝きたいものだ。

いかなる延命治療も拒否します。皆さん、さようなら！

▼自宅で死ぬと刑事が来る！

だから、誰でも自宅で死にたい。

ところが、自宅で死ぬと、誰が来るのか？　警察が来るのである。

私の叔母が亡くなったときのことは、忘れ難い。腎臓が悪くて透析までしていた叔母は、ある日の昼、台所で倒れて事切れていた。発見したのは高校で数学教師をしていた叔父である。驚いて、まずは警察にも一報を入れた。ほどなく刑事がやって来た。手帳を手にしての、その最初の一言に唖然とする。

「奥さんと、夫婦仲はいかがでしたか？」。

さらに、次の質問に叔父は絶句……。

「奥さんに保険金、掛けてませんでしたか？」。

まるで殺人事件の犯人扱いだ。憔悴《しょうすい》した叔父は、涙ぐみながら「台所に倒れたままでは、可哀相で……座敷の布団に寝かせてやりたいのですが……」「あっ、ダメダメ、現場はそのままに」。

もはや、警察は殺人事件と言わんばかりの対応だ。

病院で医療ミスで殺されても警察は来ない。自宅で死ぬと刑事がやって来る。

まるで、逆だろう、と言いたい。

しかし、この警察沙汰を避けるためには、面倒でも準備が必要だ。

▼〝リビング・ウィル〟の勧め

具体的には、親しい医師の友人などがいたら、ホームドクターとして、最期を託しておく。それは、口頭では駄目だ。まさに、イザというときの対応への希望を、あらかじめ残しておく。これが〝リビング・ウィル〟である。〝ウィル〟とは英語で「遺言」のこと。普通、遺言書は弁護士に託す。

財産贈与など、故人の意志として残す。

この〝リビング・ウィル〟は、自分が旅立つときへの対応を、あらかじめ文書で生前に残しておくものだ。これは、一種の遺言だから、法的にも「遺言書」並みのキチンとした体裁が求められる。理想は直筆で署名、捺印、日付があること。パソコンなどでプリントしたものも可。しかし、本人署名は絶対に不可欠。他者の偽造ではなく、本人の〝意志〟であることが確認できなくてはならない。

そこに、末期の医療について、希望を明記しておく。

〝リビング・ウィル〟 署名 ×××× 捺印
末期で意志表明ができなくなった場合に、以下のことを、よろしくお願いします。
一：いかなる検査も行わないでください。
二：点滴治療も行わないでください。
三：薬物投与ほか、いかなる延命治療も拒否します。
四：自宅での看取りを希望します。
五：その他
作成日付 年 月 日

この〝ウィル〟がないと、医者は延命治療を行わざるをえない。治療を行わないで死なせると、不作為の罪で、医師法違反ならびに刑事責任が問われる。医師も義務化されているため、やむをえず延命措置を行っている。その現実を理解すべき。

何も食べずに、静かに、静かに、眠るように……

▼野生動物を見習う

野生動物は、死期を悟ると、群れから離れて森の中に消えていくそうだ。そうして、何も食べず、身を横たえる。そして、静かに、その時を待つのである。実にあっぱれ、見事な覚悟と言うべきである。その姿には、一種の荘厳さすら感じる。

人間の最期も、まさにそうあるべきではないだろうか。

最も理想的な死に方は……と問われたら、あなたはどう答えるか？

それは、何も食べないことだそうだ。つまり、最期のファスティング（断食）である。そうして、二日、三日……一週間……と経過していく。ここで生命力が残っていると、空腹感から食欲が起きて、まさに起き上がり、「腹が減ったなぁ」とニッコリ笑うのだ。

これでは、まだ死に時ではない。重湯でも食べさせれば、また立ち上がって、庭仕事くらい始めるようになるだろう。

▼荘厳と恍惚と静謐さ

本当の死期がお迎えに来た人は、それこそ、何も食べずに、静かに、静かに、眠るようにして、逝くのである。それは、いつ事切れたのかもわからないほど、静けさに満ちた最期なのだ。そこには、苦痛や不安などは一切ない。

逆に恍惚の喜悦すらある……と言われている。

病院のベッドで、〝スパゲッティ〟のチューブだらけで、苦悶と痙攣のうちに断末魔で悶絶するのとは、まさに天地の差である。

人生の最期は、まさに、荘厳さと恍惚に満たされた静かなものであってほしいと願う。あなたも、あなたの愛する人も、みな、そうだろう。

船瀬俊介

老人病棟

高齢化！こうしてあなたは“殺される”。

2016年3月30日初版第1刷発行
2016年5月18日初版第2刷発行

著　者　船瀬俊介
発行者　笹田大治
発行所　株式会社興陽館
東京都文京区西片1-17-8 KSビル
〒113-0024
TEL 03-5840-7820
FAX 03-5840-7954
URL http：//koyokan.co.jp
振替　00100-2-82041

装　丁　MOUNTAIN.inc
校　正　新名哲明
編集人　本田道生

印刷所　koyokan.inc
D T P　有限会社ザイン
製　本　ナショナル製本協同組合

ISBN978-4-87723-199-6　C0095